訪問歯科診療ではじめる

摂食・嚥下障害へのアプローチ

監修／植松　宏
編著／戸原　玄
　　　野原幹司
　　　石田　瞭

医歯薬出版株式会社

This book is originally published in Japanese
under the title of :

HOMON SHIKA SHINRYO-DE HAJIMERU
SESSHOKU-ENGE SHOGAI ENO APUROCHI
(Dysphagia Rehabilitation on Visiting Dental Treatment)

Editor :
UEMATSU, Hiroshi
　　Emeritus Professor,
　　Tokyo Medical and Dental University

ⓒ 2007　1st　ed.

ISHIYAKU PUBLISHERS, INC.
　7-10, Honkomagome 1 chome, Bunkyo-ku,
　Tokyo　113-8612, Japan

はじめに

　在宅医療という言葉を聞くことが多くなった．歯科においても，訪問歯科診療が行われるようになって久しい．最近の全国調査では，約 20％の歯科診療所が訪問歯科診療を実施しているという．

　在宅，あるいは施設で求められる歯科診療は，一般の歯科診療所におけるそれとはかなり異なる．それは，実施可能な治療が設備面から制約を受けるという点もさることながら，本質的に，必要とされる医療の内容が一般歯科診療と異なることが理由として挙げられる．この訪問下で求められる医療の一つに，食べる機能への対応がある．

　加齢とともに，食べる機能は徐々に低下する．さらに，高齢者が多く罹患する脳血管障害やパーキンソン病，認知症などは，その合併症としてこれら食べる機能を障害する．つまりは，多くの高齢者が，程度の差はあれ食べる機能に問題を抱えているといえるだろう．病院，施設に入院，入所中で，平素は食事に関して訴えのない高齢者を調査した結果，平均して約 15％の人に食べる機能の障害があったという（Yamawaki, 2007）．

　食べる機能は，「摂食・嚥下機能」と呼ばれる．高齢者の自宅や施設を訪問すると，ムセたり，食べこぼしたりする方に遭遇することが多い．さらに食事に時間がかかるといった場面もよくみられる．これらは，上記のような「摂食・嚥下障害」の一症状である．訪問歯科診療では，この摂食・嚥下障害の兆候がみつかることが少なくない．そこで，訪問歯科診療下で摂食・嚥下障害に対応する必要性が生じるが，これまでの歯科大学などの教育課程に，摂食・嚥下障害に関する内容がないか，あっても僅かであったことなどが要因となり，いざ摂食・嚥下障害に向き合おうとしても，何をすればいいか分からない，また訓練をしているが，その訓練が適切であるのか分からないなどといった局面に出くわすことになる．

　そこで，本書は現場でそのような悩みを抱える歯科医師，歯科衛生士に向け，実際に訪問して摂食・嚥下障害に対応している歯科医師の手により，摂食・嚥下機能のスクリーニング，評価のポイント，食介護・支援の具体的な方法，訓練法の解説と実践方法，栄養管理，口腔ケアなどひろく現場で役立つ知識を簡潔にまとめてみた．さらには，訓練中に誤嚥や窒息を起こす危険性もあるので，これらのリスクに対応する方法，あるいは診療チームの作り方に至るまでも紹介した．そして，最終章では，チームアプローチの具体的な成功例，失敗例をあげた．臨床における一つの指標としてご一読いただければと考えている．

　訪問歯科診療を行う人が，こうして編纂された本書を繰り返し紐解き，研鑽に努め，そして患者の QOL に寄与することができれば，これ以上の幸せはない．

平成 19 年 8 月

植松　宏

執筆者一覧

監修／**植松　宏**
（東京医科歯科大学名誉教授）

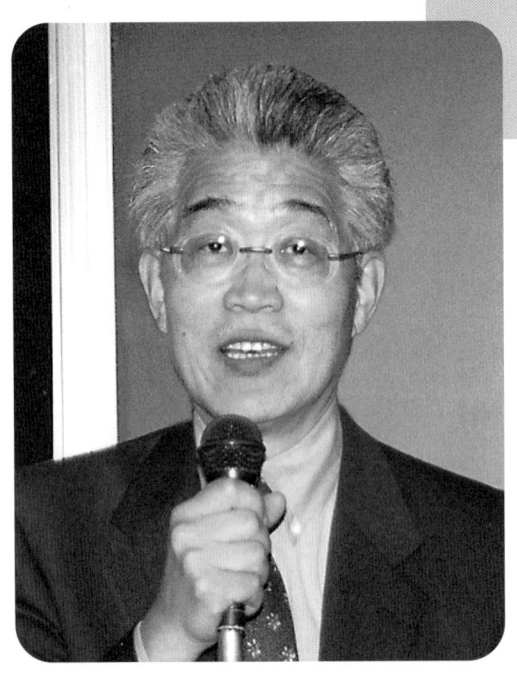

編著／
戸原　玄
（東京医科歯科大学大学院医歯学総合研究科老化制御学講座摂食嚥下リハビリテーション学分野教授）

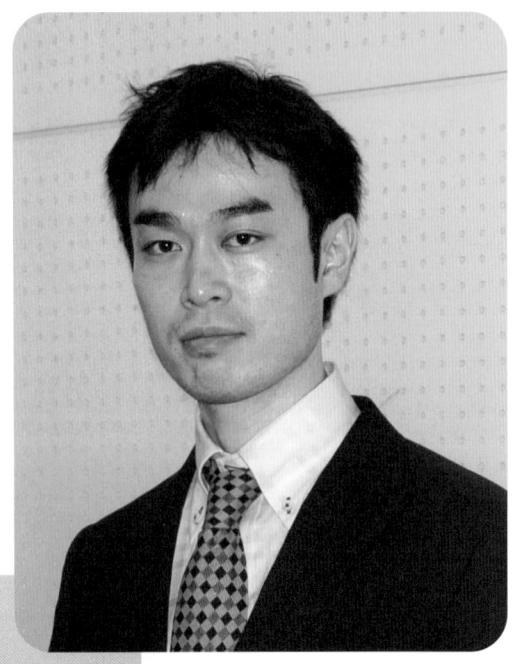

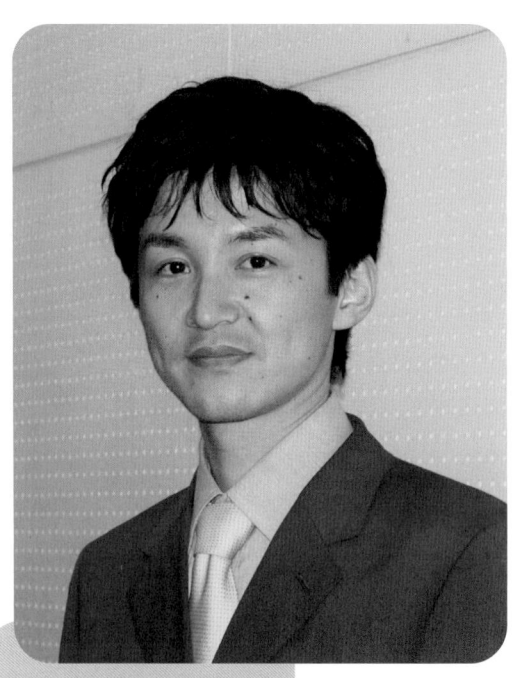

編著／野原 幹司
（大阪大学大学院歯学研究科顎口腔機能治療学准教授）

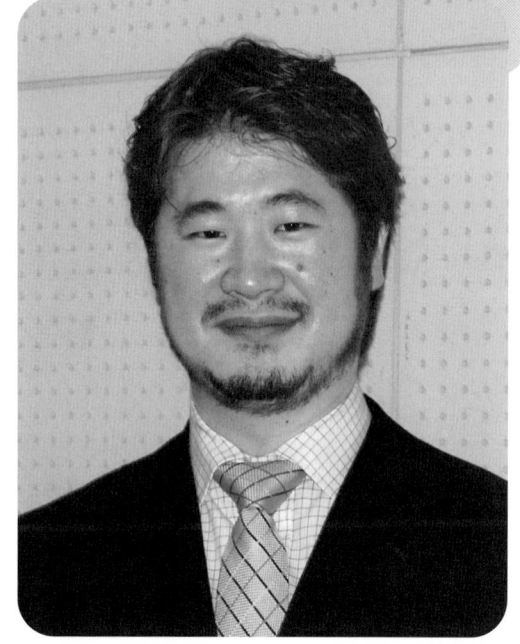

編著／石田 瞭
（東京歯科大学口腔健康科学講座摂食嚥下リハビリテーション研究室教授）

contents

訪問歯科診療ではじめる
摂食・嚥下障害へのアプローチ

(I) 総論

1. 訪問歯科診療と摂食・嚥下障害への対応 ……………………………………（植松 宏）2
高齢社会と歯科医療…2
　　1. 社会の急激な高齢化 /2
　　2. 歯科疾病構造の変化 /2
　　3. 摂食・嚥下リハビリテーションの必要性 /4
　　4. 急性期からの歯科介入と訪問歯科診療 /5

2. 訪問下での対応の特徴 …………………………………………………………（戸原 玄）8
訪問歯科診療を始める前に…9
　　1. はじめに /9
　　2. なぜ歯科医師は，訪問診療で摂食・嚥下障害に携わるのか /9
　　3. 一般歯科治療と摂食・嚥下障害への対応の違い /12
　　4. 摂食・嚥下障害への入院下での対応と訪問での対応の違い /16

(II) 障害の評価法

3. 問診・スクリーニング ……………………………………………………（戸原 玄）20
はじめに…21
問診・スクリーニング表…22
　　1. 検査依頼者 /22　　2. 全身状態 /22　　3. 栄養摂取状況および症状 /26
　　4. 依頼内容 /27　　5. ADL/29　　6. スクリーニングテスト /29
訪問下で行う代表的スクリーニングテスト…30
　　1. 反復唾液嚥下テスト（RSST：repetitive saliva swallowing test）/30
　　2. 改定水飲みテスト（MWST：modified water swallowing test）/31
　　3. フードテスト（FT：food test）/32
　　4. 頸部聴診法 /33　　5. 咳テスト /33　　6. 開口力測定 /33

4. 摂食・嚥下機能評価時の観察ポイント・検査 ………………………（野原幹司）34
はじめに…35
観察ポイント…35
　　1. 先行期 /35　　2. 準備期 /37　　3. 口腔期 /41　　4. 咽頭期 /43
　　5. 食道期 /47
検査…48
　　1. 頸部聴診法 /48　　2. 嚥下内視鏡検査 /51

(Ⅲ) 障害への対処法

5. 食事介助・支援……………………………………………………（野原幹司）60

はじめに…61

先行期…62
　1. 食事の時間帯 /62　　2. 食事に要する時間 /62　　3. サーカディアンリズム /62
　4. 食事時の環境 /63　　5. 口腔ケア /63　　6. 食事時の姿勢 /63
　7. 食器の選択 /64

準備期…66
　1. マッサージ /66　　2. 口腔ケア /67　　3. 歯科治療 /67　　4. 食事の温度 /67
　5. 食事の味付け /67　　6. 食形態の決定 /68　　7. 義歯使用患者さんでの注意 /68
　8. 増粘剤の使用 /69　　9. 口腔乾燥症への対応 /70
　10. 一口量 /71　　11. 食事の介助 /71

口腔期…72
　1. リクライニング /72　　2. 嚥下を促す介助 /72

咽頭期…73
　1. 頸部の緊張の改善 /73　　2. 頸の角度 /73　　3. 食事時の姿勢 /74
　4. 口に入れるペース /75　　5. 食品を食べる順番（交互嚥下）/75

食道期…76
　1. 胃食道逆流 /76

6. 摂食・嚥下訓練……………………………………………………（戸原　玄）78

訪問下での訓練までの流れ…79

間接訓練と直接訓練について…81

間接訓練について…82
　1. 口唇・頬の伸展マッサージ /82　　2. 舌・口腔周囲の可動域訓練 /83
　3. 舌・口腔周囲の筋力負荷訓練 /84　　4. 構音訓練 /85
　5. ブローイング /86　　6. リラクセーション（嚥下体操）/86
　7. pushing exercise/86　　8. thermal stimulation/88
　9. K-point 刺激法 /88　　10. 嚥下反射促通手技 /88　　11. Mendelsohn 手技 /89
　12. Shaker exercise/89　　13. 開口訓練 /91　　14. 咳嗽訓練 /91
　15. 腹式呼吸 /91　　16. 排痰法 /93

直接訓練について…93

contents

7. 栄養管理 ……………………………………………………………（石田 瞭）96
 はじめに…97
 栄養状態の評価…97
  1. 栄養不良状態の分類 /97 2. 栄養状態の評価法 /97
 必要栄養量の算出…102
 低栄養への対処…103

8. 摂食・嚥下障害への歯科補綴的アプローチ ………………………（野原幹司）104
 義歯と摂食・嚥下障害…105
  1. 義歯と栄養 /105 2. 摂食・嚥下機能からみた高齢者の口腔 /106
  3.「噛める義歯」から「押しつぶせる義歯」へ /106
  4.「押しつぶせる義歯」から「飲み込める義歯」へ /107
  5. 義歯をはずすとき /108 6. 咬合高径の決定 /110 7. 咬合面形態 /112
 特殊な補綴物…112
  1. PAP（palatal augmentation prosthesis；舌接触補助床）/112
  2. PLP（palatal lift prosthesis；軟口蓋挙上装置）/113

9. 訪問歯科診療で行う口腔ケアとその指導 …………………………（戸原 玄）116
 はじめに…117
 口腔ケアフローチャート /118
  1. 口腔内状態の分類 /118 2. 口腔ケア実施の手順 /119
 その他の注意点 /122

(IV) リスク管理

10. 全身管理 ……………………………………………………………（石田 瞭）124
 はじめに…125
 全身状態の把握…125
  1. 全身状態の評価項目 /125 2. 意識レベル /127
  3. 呼吸の状態 /128 4. 循環機能の状態 /130

11. 誤嚥性肺炎 …………………………………………………………（野原幹司）132
 誤嚥性肺炎とは…133
  1. 誤嚥性肺炎の症状 /134 2. 誤嚥性肺炎の診断と治療 /134
 訪問診療での対応…135
  1. 早期発見・早期治療 /135 2. 誤嚥性肺炎を疑う /136
  3. かかりつけ医との連携 /136

誤嚥性肺炎に関する誤解…137
    1. 体温調節が苦手？/137
    2. 肺に影がないと肺炎ではない？肺音がきれいだと肺炎ではない？/137

(V) チームアプローチの考え方と対処例

12. 治療チーム編成 ……………………………………………………（戸原 玄）140
はじめに…141

チームの役割分担/141
    1. チーム編成を考える前に/141   2. 摂食・嚥下障害と向き合う職種/143

チームアプローチの具体例/143
    1. 歯科医師会単位で行う場合/143   2. 開業医が行う場合/144

チーム編成のポイント/146

13. Transdisciplinary team approach の成功例・失敗例…………（戸原 玄）150
はじめに…151

症例1—成功例…151
    1. 初診時所見/151   2. 検査所見・経過/152   3. 結果・考察/153

症例2—失敗例…155
    1. 初診時所見/155   2. 検査所見・経過/156   3. 結果・考察/158

おわりに…159

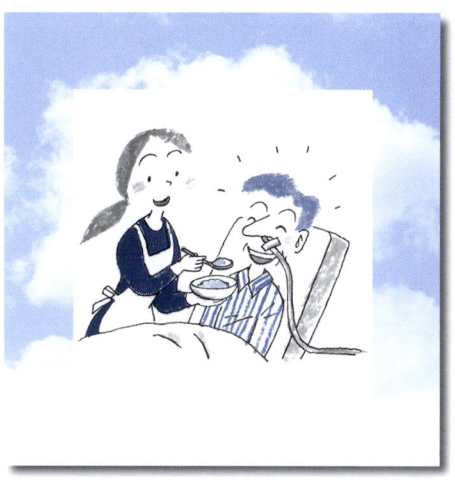

訪問歯科診療で行う摂食・嚥下障害対応の流れ

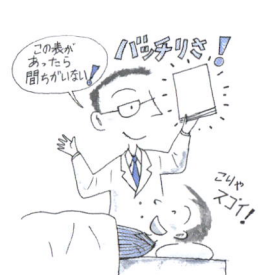
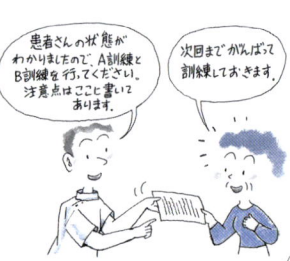
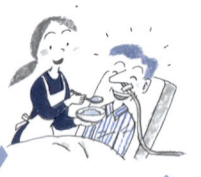

患者のピックアップ → 嚥下機能の評価・精査 → 安全な食形態・摂取方法の設定 十分な栄養量確保 → 経口摂取可 / 経口経管併用 / 経口摂取不可

安全だが栄養が不十分

- 3. 問診・スクリーニング
- 4. 観察ポイント・検査

- 4. 観察ポイント・検査（検査部分）

- 4. 観察ポイント・検査
- 5. 嚥下介助・支援
- 7. 栄養管理

再評価

	摂食・嚥下訓練 嚥下介助・支援 口腔ケア 歯科治療	→ 6. 摂食・嚥下訓練 　 5. 嚥下介助・支援 　 8. 補綴的 　　　アプローチ 　 9. 口腔ケア 　10. 全身管理 　11. 誤嚥性肺炎 　12. 治療チーム 　　　編成

認知問題 — 少もしくは無 →

大 ↓

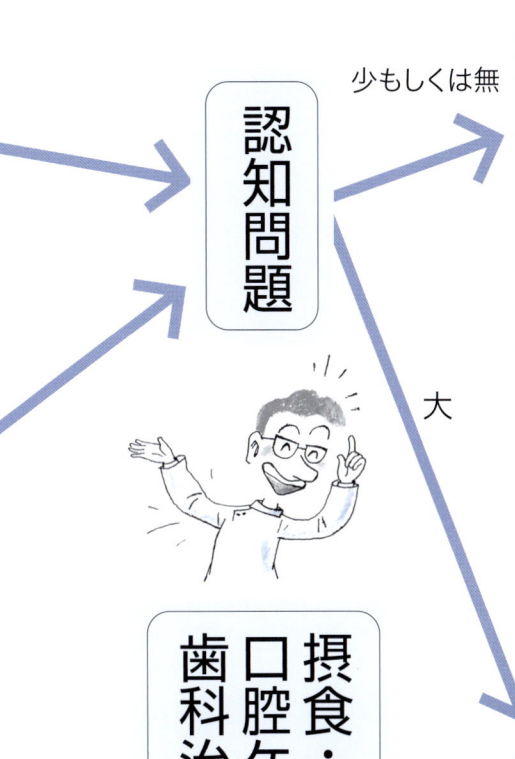

摂食・嚥下訓練
口腔ケア
歯科治療

↓

6. 摂食・嚥下訓練
8. 補綴的アプローチ
9. 口腔ケア
10. 全身管理
11. 誤嚥性肺炎
12. 治療チーム編成

嚥下介助・支援
口腔ケア
歯科治療

→ 5. 嚥下介助・支援
　 8. 補綴的アプローチ
　 9. 口腔ケア
　10. 全身管理
　11. 誤嚥性肺炎
　12. 治療チーム編成

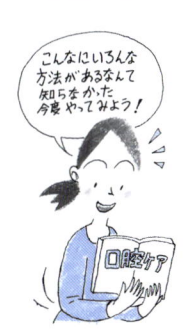

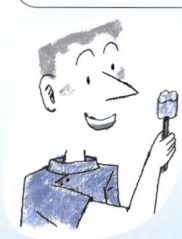

※「3. 問診・スクリーニング」〜「12. 治療チーム編成」は，本文章タイトルを表す．

I 総論

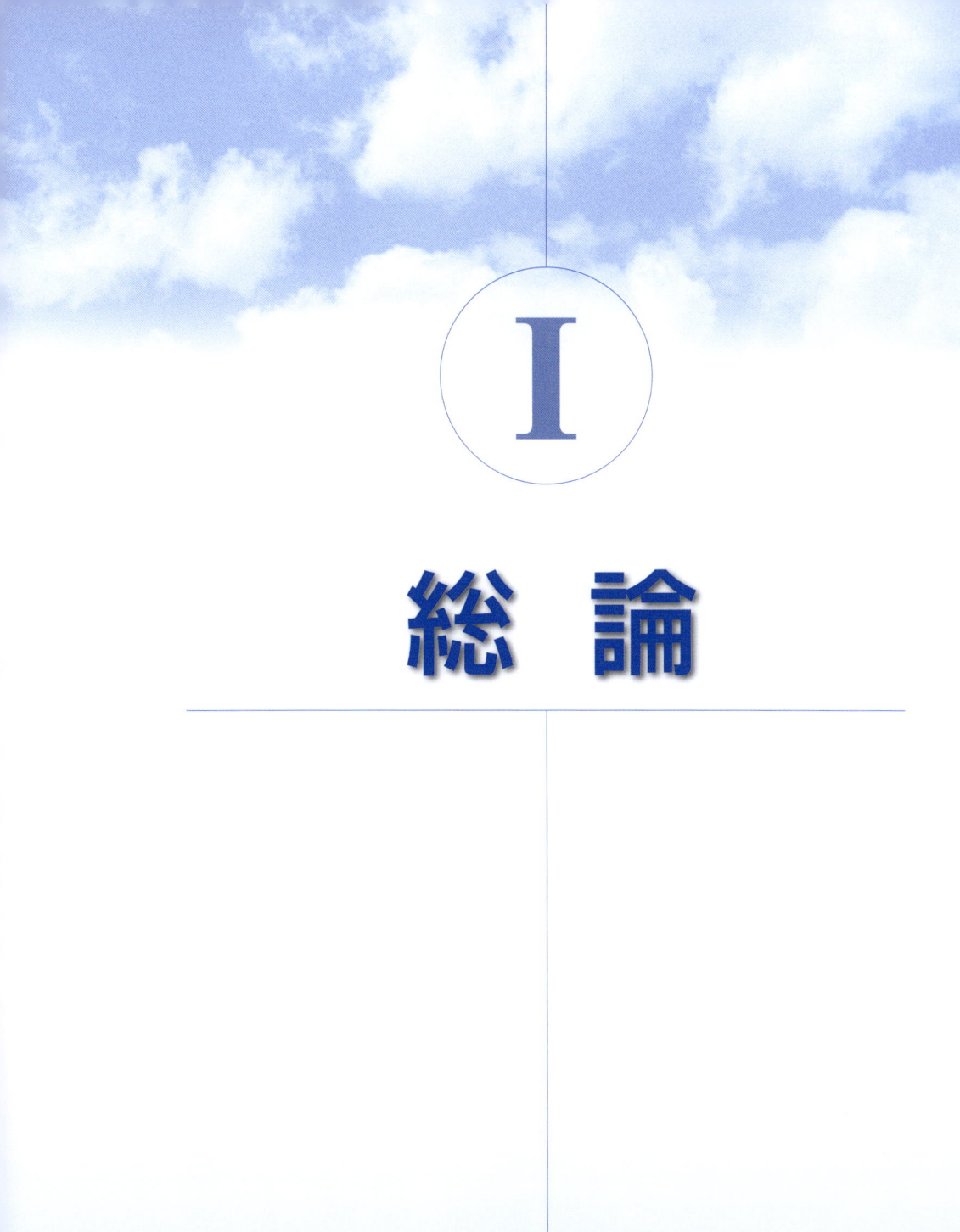

1

訪問歯科診療と摂食・嚥下障害への対応

加齢と摂食・嚥下障害は関連しています．未曾有の高齢社会を迎えたわが国では，摂食・嚥下障害者の多くが病院から地域に戻り，在宅医療がそれを支えていく状況になっているのです．

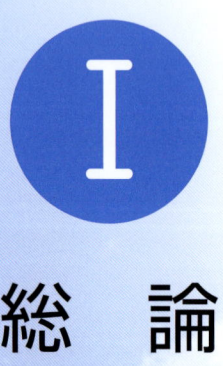

I 総論

高齢社会と歯科医療

1 社会の急激な高齢化

わが国の高齢化率が7％に達したのは1970年のことですが，その24年後の1994年には高齢化率が14％以上の高齢社会となりました（p.9参照）．多くの先進諸国では，この高齢化率が7％から14％に移行するまでに，わが国の2倍以上の期間を要しています．たとえば，フランスの114年間をはじめとして，スウェーデンの82年間，イギリスの46年間などです．また，2006年現在，わが国の高齢化率は20.5％に届いており，世界で最も早く超高齢社会（高齢化率21％以上）を迎えることは必至です．つまり，私たちは急激な高齢化に対処せざるを得なくなっているのです（**図1**）．

2 歯科疾病構造の変化

高齢化という社会の変化により，歯科医療のあり方も当然影響を受けます．疾病構造の面でみると，従来，歯科領域における主要な疾患として，齲蝕ならびに歯周疾患の二つがありました．これらを原因とする咀嚼障害は，いまだに歯科領域における重要な治療対象です．しかし昨今は，これまで訴えら

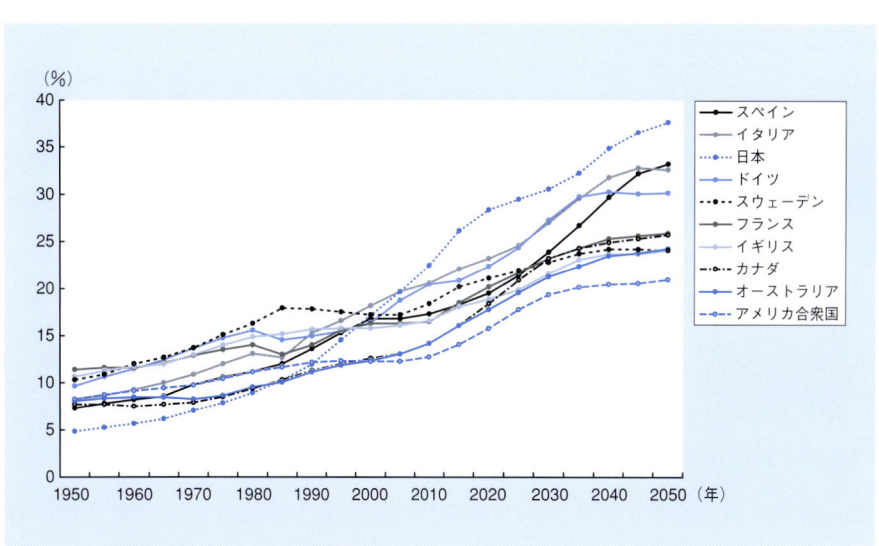

図1：主要国における高齢化率の推移（World Population Prospects：The 2006 Revision Population Database）
わが国の高齢化率は世界で最も高い．

れることのなかった口腔内不快症状や口腔乾燥症，さらに舌の機能低下や喉頭下垂等に起因する摂食・嚥下障害が新たに大きな課題としてクローズアップされています．これらは，いずれも加齢に伴う口腔，咽喉頭領域の機能低下に起因し，高齢者人口が増加したことと深い関係があるのです．

しかし，口腔乾燥症を主訴として受診する人は少なく，歯科疾患の潜在的なリスクファクターとなっています．このように，高齢社会においては，齲蝕，歯周疾患の二大歯科疾患以外にも，唾液分泌低下や摂食・嚥下障害など口腔機能低下による訴えが増加するようになり，歯科医療の疾病構造の変化を招いている現実があります．

3 摂食・嚥下リハビリテーションの必要性

高齢者は安静時唾液の分泌が少なく，口腔乾燥をきたしやすいという特徴があります．また，多病であるため，複数の服薬があることもその原因とされています．多くの高齢者は，これをやむを得ないこととして受け止め，主訴として歯科を受診することはありませんでした．しかし，要介護高齢者では自浄作用が低下し不潔になるというだけでなく，誤嚥性肺炎や口臭の原因となったり，摂食時の食塊形成を妨げるなどの障害をもたらすことから，口腔ケア等の対象となります．

さらに，舌の機能低下や喉頭下垂等に起因する摂食・嚥下障害については，高齢者では口腔期（Leopoldらの分類[2]）における舌圧低下が食塊の口腔から咽頭への送り込みに支障をきたし，摂食・嚥下障害の一因となることなどが知られています．たとえば，年末年始に高齢者は餅を喉につまらせて窒息する事故が頻発しますが，図2のように，2003年12月26日〜2004年1月3日にかけての東京消防庁の調べでは，窒息事故者の年齢階級は，高齢者が大半を占めています．

Leopoldらは，摂食・嚥下のステージを先行期，準備期，口腔期，咽頭期，食道期の5期に分類しました．

特に，後者の摂食・嚥下障害は，従来の歯科医療の範疇になかったものです．摂食・嚥下障害という症状自体は以前からありましたが，これまで医科を含めて積極的な医療の対象となっていませんでした．医療は疾病の治癒を目的とするものであり，摂食・嚥下障害はいってみれば機能障害であることから，治療の対象にならなかったのです．ところが，高齢化とともに，生活

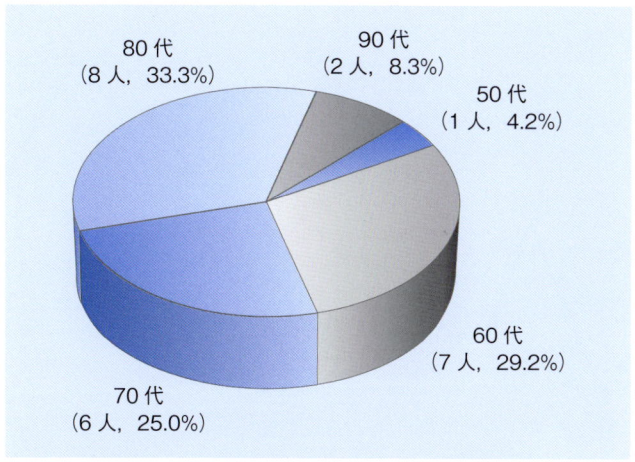

図2：窒息事故により救急車で搬送された人の年齢
食物による窒息事故は年間を通して発生しているが，年末年始は餅を食べる習慣があり，特に発生頻度が高くなる（東京消防庁調べ；2003年12月26日～2004年1月3日）．

習慣病，いいかえれば一命を取りとめても機能障害が残る慢性疾患が増えたことから，医療としてのリハビリテーションの必要性が増大しました．リハビリテーションは，機能障害を対象の一つとして，さまざまな手技を駆使して機能改善を目指すものです．つまり，摂食・嚥下障害も高齢社会に入って増加した機能障害の一つであり，社会のニーズに押されて歯科領域も徐々に積極的なかかわりを持ち始めたということです．

4 急性期からの歯科介入と訪問歯科診療

一方，高齢者は歯科に関して有訴率が高く，受療率も高くなっています．しかし，75歳を超えると受療率は減少に向かっています（**図3**）．そのおもな原因は，加齢とともにすでに中年期に罹患していた生活習慣病が重度化し，入院加療を受けた後，外来診療主体の歯科には通院できなくなることによるものと推測されます．

高齢社会になると，入院患者についても高齢者の割合が多くなります．入院者率，入院日数ともに高齢者は他の年代と比較して4～5倍増となっています．これらの，主として生活習慣病が重度化して入院した高齢者は，一命を取りとめても，何らかの機能障害を残すことが多くなります．多くの高齢者が入院する病院内に設置された歯科の役割は，特に入院中の口腔機能を低

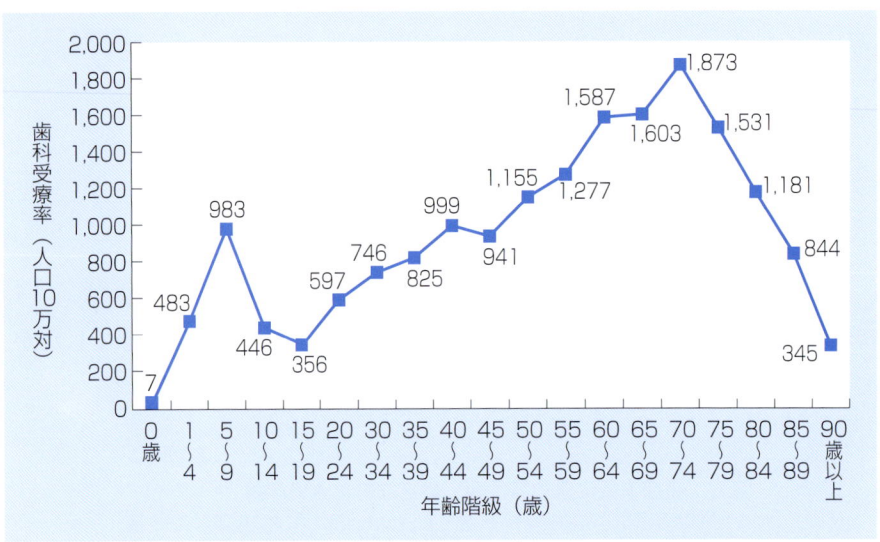

図3：歯科受療率（年齢階級別）（資料：厚生労働省「平成17年度 患者調査」）
傷病小分類である「齲蝕」，「歯肉炎および歯周疾患」，「口内炎および関連疾患」，「その他の口腔，唾液腺および顎の疾患」，「その他の歯および歯の支持組織の障害」，「歯の補綴」を合算して算出した．

下させないこと，退院後も適切な歯科医療が継続されるようはかることといえます．

　ここで，病院歯科の積極的な役割が期待されるところですが，最近は病院歯科がむしろ減少しつつあります．2005年の医療施設調査では，対象となった一般病院および精神科病院9,025カ所のうち，歯科が設置されているのは2,464カ所であり，全病院の27.3％にとどまっています．そのうち口腔外科を標榜しているのは752カ所で，さらによくみると規模の小さい病院では歯科の設置されている比率が低くなっています．

　病院に歯科が設置されていても，口腔外科手術しか行われないのでは，高齢者にとって十分な歯科サービスが提供されているとはいえません．また，病院に歯科が少ないことは，高齢者が入院中に口腔機能の低下をきたすおそれがあるということです．退院後に歯科診療所を受診すればよいと考えるかもしれませんが，これら高齢者の多くは通院が困難なため，受診できない場合が多いのです．一方で，眼科や耳鼻科などやはり外来主体の診療科には，75歳を超えても受療率が減少しないという指摘があります．これは国民の多くが歯科医療の重要性を十分認識していないこと，通院を試みても通院回数が多く付き添い者の負担が大きいこと，さらに経済的な要因もあると考え

られています．

　先述のように，社会の高齢化に伴い通院の困難な患者が増加しており，近年，医科では往診や訪問診療が増加しつつあります．一般医科診療所で「往診」を実施したのは延べ26,626施設あり，件数では236,095件，「在宅患者訪問診療」は16,920施設，352,347件にものぼります（2005年10月）．歯科はというと，治療ユニットを備えた診療所で歯科診療をするというのが従来の考え方で，患者は通院して治療を受けるのが通常の診療形態でしたが，高齢化が進展するにつれて，医科と同様の理由により歯科でも訪問診療が行われるようになりました．10年くらい前から，歯科医師のなかで訪問診療に積極的に取り組む人たちが出はじめ，また各地の歯科医師会でも訪問診療のシステムをつくって対応するケースが増加しています．

　現在，歯科における訪問診療は定着したといえるでしょう．ただし，担当する歯科医師の研修，診療内容あるいは診療機器の開発，そして病院・施設などとの連携など，まだ課題が残っています．

　特に摂食・嚥下リハビリテーションに関しては，歯科医療体制の不十分な現状が，摂食・嚥下を含む口腔機能の低下を招いている面があり，早急に対処する必要があります．今日，高齢者が脳血管障害などの生活習慣病で入院治療を受けることは，ごく当たり前の状況となっています．しかしながら，入院すると急性期の段階から義歯ははずして保管されることが通例で，この時点から口腔機能の低下が始まっているといえます．病院内にこの観点から患者をみる歯科医師がいないと，口腔機能の低下は急速に進行します．ICUにて経静脈的な栄養をとっている間，口腔内は放置され舌苔がつき，口腔およびその周囲への刺激は途絶えてしまいます．ですから，急性期から歯科医師がかかわり，訪問診療を担う歯科医師は，急性期医療を担当する高次医療機関の歯科から口腔に関する診療情報をしっかりと受けとる必要性があるのです．また，摂食・嚥下リハビリテーションは歯科のみでなく，リハビリテーション医，言語聴覚士，看護師，栄養士をも含めた総合的なチームでアプローチする必要があります．急性期における医科と歯科の対応が分かれている現状がありますが，そういうなかで，今後，一つの大きな課題として，食べることに対して，総合的にリハビリテーションの立場からアプローチする必要があるのです．

2

訪問下での対応の特徴

日本の高齢化率は著しく，摂食・嚥下障害に苦しんでいる患者さんやご家族は数多くいます．われわれ歯科医師がそのような障害にかかわることは，"重要"というだけでなく"必要"でもあるのです．

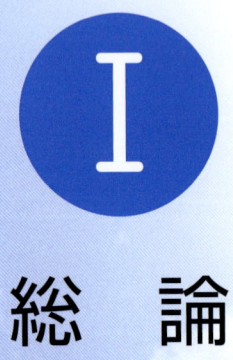

総　論

② 訪問下での対応の特徴

訪問歯科診療を始める前に

1 はじめに

前章で述べたように，わが国は1994年に高齢社会となり，そして，2007年には超高齢社会へ突入するともいわれています（**表1**）．こうした高齢者の増加は，当然虚弱高齢者の増加も意味します．つまり，口のなかにトラブルを抱えているものの歯科医院に通院できない高齢者が，数多く存在することになるのです．このようなことから，今までのように外来に通院する患者さんの診療を行うスタイルだけでなく，われわれが患者さんのところへ足を運ぶという訪問歯科診療の必要性が高まり，現在では数多くの歯科医師が訪問歯科診療に携わっています．また，近年では，「口腔ケア」，「誤嚥性肺炎」という言葉は医学用語の範疇を超えて使われるようになり，摂食・嚥下障害への対応は社会的認知を得ています．

本書を手にした読者の皆さんは，すでに訪問下で摂食・嚥下障害に対応しているけれども他院でのノウハウを知りたい，また訪問歯科診療で一般の歯科診療を行っているけれども，今後，摂食・嚥下障害に取り組みたいという方が多いのではないでしょうか．そこで，そのような方のために，ここではまず，われわれ歯科医療従事者が摂食・嚥下障害に携わる理由，訪問歯科診療で摂食・嚥下障害に対応する際のポイントを考えてみたいと思います．

表1：高齢化の区分

高齢化社会	高齢化率 7％以上14％未満
高齢社会	高齢化率 14％以上21％未満
超高齢社会	高齢化率 21％以上

高齢化率とは65歳以上人口の全人口に対する割合を指す．

2 なぜ歯科医師は，訪問診療で摂食・嚥下障害に携わるのか

過去に，われわれがリハビリテーション関連病院のリハビリテーション科に入院している患者さん全数に対して歯科検診を行ったところ，内容を問わず何らかの歯科治療が必要であると判断された患者さんは，全体の97％と非常に高率であることがわかりました[1]．同様の報告は数多く[2,3]，才藤は，病院入院患者は歯科治療から隔離された状態にあり，その口腔内状況が劣悪で歯科治療の必要性が高いことから，「病院は無歯科医村である」と要約しています．この問題については前章で詳述していますが，入院している状態

もちろん多くの病院に口腔外科はありますが，多忙な外科業務のなか，一般歯科治療に時間を割くのが難しい場合も多いのです．

I 総論

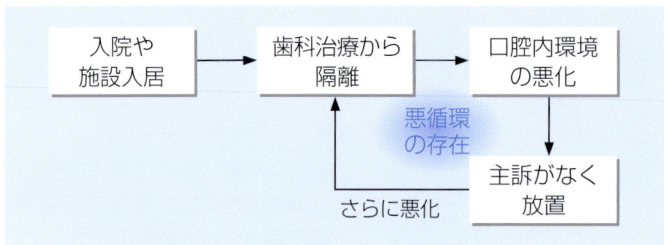

図1：要介護高齢者の口腔内環境に対する悪循環

ですでに歯科治療から隔離されているそのような患者さんたちが，退院した時点ではさらに口腔内環境が悪化していることはいうに及びません．

このことから，要介護高齢者の口腔内環境の劣悪化要因は連鎖が存在すると考えられます（**図1**）[4]．つまり，入院や施設入居を皮切りとして歯科治療から隔離され，口腔内の状況が悪化し，さらに悪化が進んでもさまざまな原因により主訴がなければ放置されてしまうという悪循環が形成されているのです．このような口腔内環境が悪化していく循環を"切る"作業の一つが，前章で述べられた急性期からの歯科医療提供体制の整備，そして訪問歯科診療での取り組みといえるでしょう．

> 認知症，アクセサビリティー，あきらめや恐れなどさまざまな理由が報告されています．

ここで，人口の高齢化率の年次推移を思い出してください．日本は世界一の高齢社会であることはすでに述べました．また，日本人の死因をみてみると，「脳血管疾患」が第3位，「肺炎」が第4位となっています（**図2**）．脳血管障害は摂食・嚥下障害の最大の原因疾患であり，また，誤嚥性肺炎を含め肺炎で亡くなる人の9割以上は，65歳以上の高齢者であると考えられています．そのため，摂食・嚥下障害への対応は，日本の医療界が抱える大きな問題であるといえます．

患者数が増加すれば，当然医療者は対応せねばなりませんが，他の先進国に比べると日本は医師数が比較的少なく，歯科医師数は多いという実情があります（**表2**）[6]．先述の，急性期からの対応が十分に整えられていないという現状もありますが，一方で近年では"歯科医院はコンビニより多い"などと揶揄されてしまうことも多く，摂食・嚥下障害への対応を考えた場合，重要な「担い手」になりうるといえるのです．

> 対応の具体化と普及を実現させることが，この分野の今後の課題です．

口腔ケアが誤嚥性肺炎の予防に有効であることは，周知のとおりです[7,8]．また，一般の歯科治療が直接的に摂食・嚥下機能を改善することはもちろん

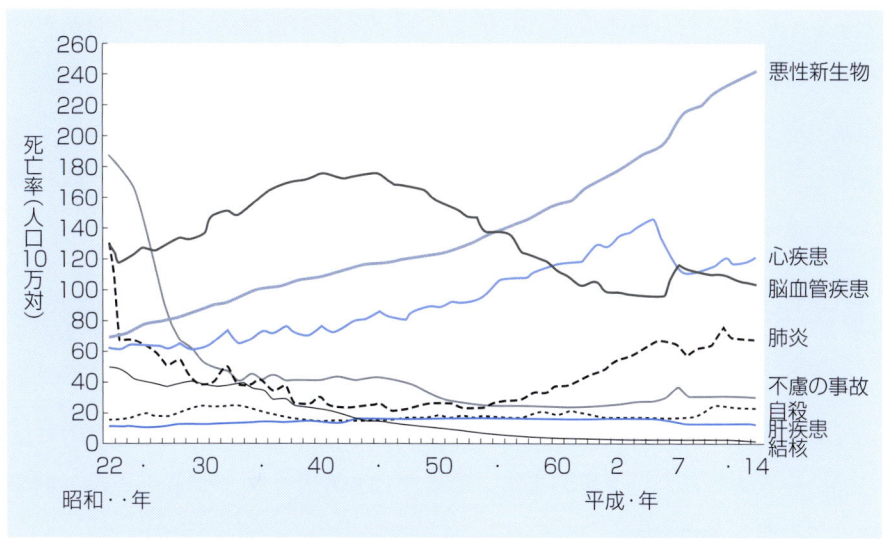

図2：おもな死因別にみた死亡率の年次推移（厚生労働省「人口動態統計」）

注1：平成6・7年の心疾患の低下は死亡診断書において「死亡の原因欄には，疾患の終末期としての心不全，呼吸不全等は書かないでください」という注意書き試行前からの周知の影響によるものと考えられる．

注2：平成7年の脳血管疾患の上昇のおもな原因は，ICD-10による原死因選択ルールの明確化によるものと考えられる．

注3：本図における死亡率は粗死亡率であり，年齢階級調整は行われていない．

表2：人口10万人ごとの医師数および歯科医師数（World Health Organization[6]）

国	医師数（人）	調査年	歯科医師数（人）	調査年
米 国	256	2000	163	2000
カナダ	214	2003	59	2003
英 国	230	1997	101	1997
ドイツ	337	2003	78	2003
フランス	337	2004	68	2004
イタリア	420	2004	58	2004
日 本*	198	2002	71	2002

*厚生労働省「平成16年医師・歯科医師・薬剤師調査」における人口10万対医師数；211.7，歯科医師数；74.6

ですが，ADLやQOLの改善にも効果があること[9]，舌接触補助床（PAP）[10]，軟口蓋挙上装置（PLP）[11]といった特殊な歯科補綴装置が摂食・嚥下機能の改善に効果的であることも報告されています．

> 総じて嚥下補助装置とよばれています．欠損補綴と併せて製作することも可能です．

以上より，われわれ歯科医師は，摂食・嚥下障害に携わるべきであると考

えます．特に在宅や施設における摂食・嚥下障害への対応には，訪問歯科診療は非常に有益な受け皿となります．訪問の現場において，われわれが歯科治療のみならず嚥下機能検査および訓練を併せて提供できるような環境を整備することは，日本の医療界が抱える問題を解決する重要な一方策と成り得るのです．

3 一般歯科治療と摂食・嚥下障害への対応の違い

では，従来われわれが携わってきた歯科治療と，摂食・嚥下障害への対応の違いを考えてみたいと思います．ここではわかりやすくするために，例を挙げて説明します．

当たり前のことですが，歯科治療には informed consent が不可欠で，歯科医師が決定した治療方針に対して同意を得る必要があります（**図3左**）．しかし，摂食・嚥下障害への対応には，多くの場合訓練が必要となるために，そのリハビリテーションを成功させるためには，informed consent だけではなく，informed cooperation が必要となるのです（**図3右**）．

Informed cooperation とは，説明に対する協力のことをさします．たとえば患者さんに対して嚥下機能の検査を行った結果，A という訓練が必要で

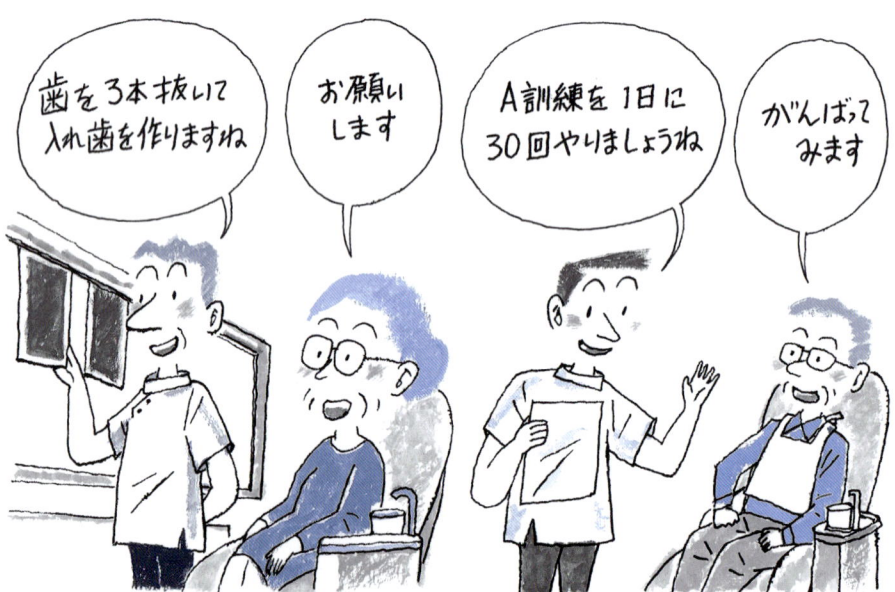

図3：informed consent と informed cooperation

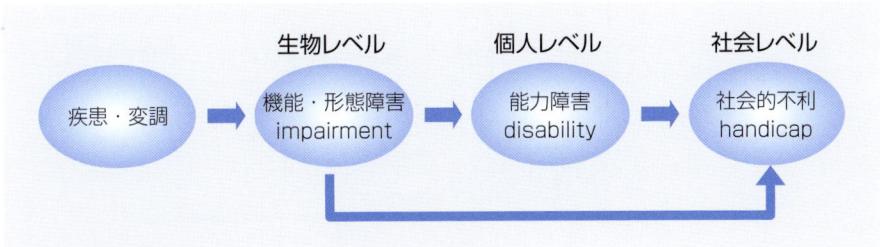

図4：国際障害分類（ICIDH）の障害構造モデル

あると判断されたとします．この場合，訓練が必要であるという説明を受けた後に，患者さんの家族や介護者を含めた患者側が日常的にそれを行えるかどうかがリハビリテーションの成功を左右します．訪問歯科診療において摂食・嚥下障害へ対応する場合，嚥下機能検査結果を患者さんの生活にどれだけ活かすことができるかが重要なのです．これは摂食・嚥下障害が"疾患"ではなく"障害"であり，リハビリテーション医学が患者さんの生活を対象としているということに起因しています．

1980年，WHOは疾病のみならず疾患の諸帰結としての障害の構造をとらえる必要があるとして，障害に対する分類を行いました．つまり，病因→病理→発現という医学的モデルだけでは，慢性疾患やさまざまな疾患の後遺症による障害への対応策を考えづらいということです．そこで，国際障害分類（ICIDH：International Classification of Impairments, Disabilities and Handicaps）が作られました[12]（図4）．このモデルでは障害を単に"障害"として表現するのではなく，そこにある"階層性"を表現したことで，対応を容易としました．機能障害（impairment）は臓器レベルの障害を，能力低下（disability）は機能障害の結果として生じる個人レベルの障害を，そして社会的不利（handicap）は能力低下の結果として生じる社会・環境レベルの障害を示しています．その他，図4に示すように，機能障害から直接社会的不利にいたる経路が示されています．これは，たとえば能力障害がなくても，顔面に大きな傷跡があるために外出したくないという場合など，形態障害のみを原因として直接に社会的不利をきたすという場合をさしています．

では，このモデルに摂食・嚥下障害を当てはめてみましょう．例を挙げると（図5），脳梗塞によって舌が動かなくなるのは，機能障害となります．

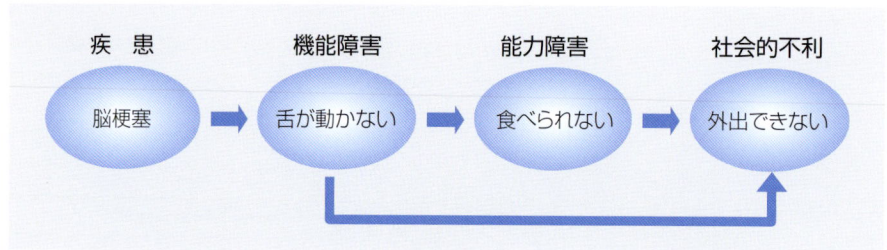

図5：摂食・嚥下障害の一例をICIDH障害構造モデルに当てはめた場合

　その機能障害から食べられないという問題が生じると，能力障害が起こります．そして，食べられないために外食できず，外出ができないという問題が生じると，これは社会的な不利となります．ここで誤解してはならないことは，機能障害があるからといって，必ずしも能力障害と社会的不利が起こるということではないということです．たとえば，脳梗塞で舌に軽度の機能障害があっても，何でも食べられるという場合はたくさんあります．図の矢印が一方向性であるからといって，必ず進行するものではないことに注意してください．

　少し難しい話になりますが，これら三つの階層の間には"相互依存性"，"相対的独立性"という関係があります[13]．相互依存性というのは，機能障害が能力障害を引き起こし，さらに能力障害が社会的不利を引き起こすというものです．たとえば図5では，舌の機能障害を改善することで，食べられないという能力障害を改善することがこの部分への対応策となります．また，相対的独立性は機能障害が回復しない場合においても能力障害を改善することができるという考え方をさします．リハビリテーション医学は，特にこの相対的独立性を利用したものであるといえます．たとえば，舌の機能障害が改善しない患者さんに対して前述の嚥下補助装置を装着し，適切な食物がどのようなものかを指導することで，安全に食事ができるようになったとします．この場合，舌の機能自体は全く改善していなくても，食べられないという能力障害に対応することができたということになるのです．患者さんの障害の程度を広い視野で捉え，生活に必要な行動を改善するために何が必要なのかを，さまざまな側面から考えることが重要です．

　ここでは，簡便に把握するためにICIDHを用いて解説しましたが，ICIDHには，客観的障害のみをみている，障害のマイナス面のみをみている，

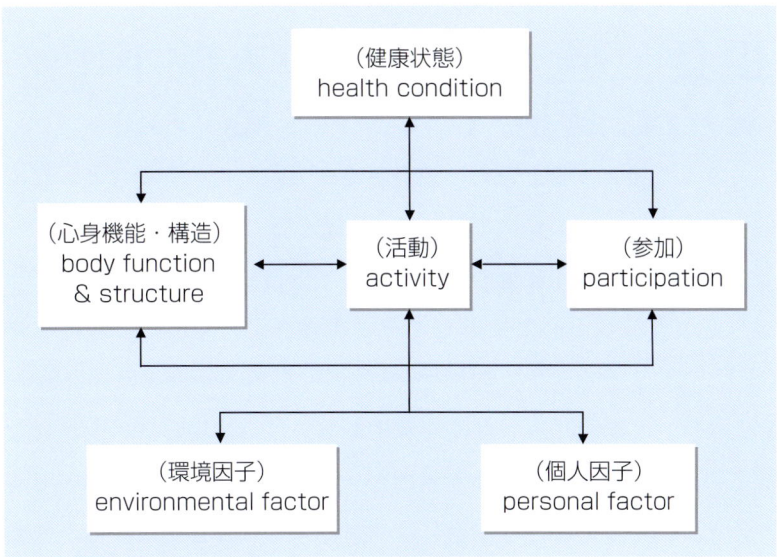

図6：国際生活機能分類（ICF）の生活機能構造モデル

表3：国際障害分類（ICIDH）と国際生活機能分類（ICF）の用語の比較

国際障害分類[*1]	国際生活機能分類[*2]（国際障害分類改訂版）
impairment 機能障害	body function & structure（impairments） 心身機能・構造（機能障害）
disability 能力障害	activity（activity limitation） 活動（活動制限）
handicap 社会的不利	participation（participation restriction） 参加（参加制約）

[*1] International Classification of Impairments, Disabilities and Handicaps（ICIDH）
[*2] International Classification of Functioning, Disability and Health（ICF）
注；（　）内は障害がある場合

環境を配慮していない，一方向性の矢印は必ず障害が進むと誤解されやすい，などいくつかの問題点が指摘され，2001年の第54回WHO総会において，国際生活機能分類―国際障害分類改訂版―（ICF：International Classification of Functioning, Disability and Health）が新たに承認されています（図6，表3）[14]．

4 摂食・嚥下障害への入院下での対応と訪問下での対応の違い

さて，ここで摂食・嚥下障害の患者さんが入院している場合と，在宅や施設にいる場合との違いについて触れたいと思います．

たとえば，患者さんが設備や人員が整っている総合病院に入院している場合には，必要な職種が必要に応じてその患者さんに携わることになります（図7上）．このようなチームの形態を multi- または inter-disciplinary team といいます[15]．しかし，患者さんが在宅や施設にいる場合は状況が異なります．図7の「患者」と書いてある楕円が，その患者さんの持つ障害であると仮定すると，図7下のような場合には，対応する職種または設備が十分でない場合があります．そのような場合には，医療者の役割を状況に応じて変化

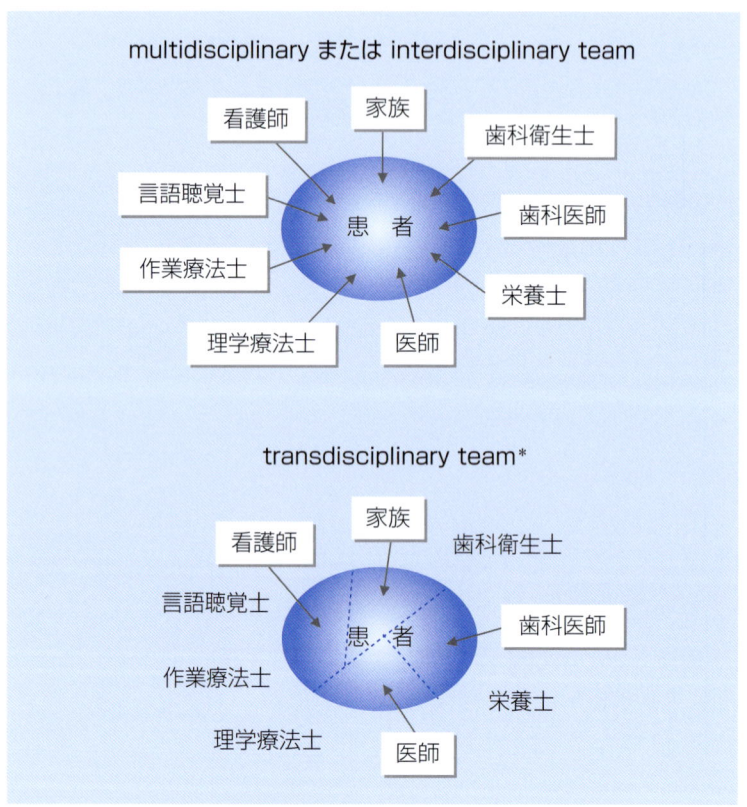

図7：チームアプローチの形態
　*☐ で示した医療者のみが存在する場合の例

させることによって,患者さんを取り囲む楕円をすべて埋めていくことが,訪問でのリハビリテーションの成功を大きく左右します.このような,職種間で相互補完するチーム形態を,transdisciplinary team といいます[15].

たとえば図7下が経管栄養を行っている患者さんであり,嚥下機能検査や訓練を行うスタッフが特に介入していないと仮定します.そのような症例に対し,本書で紹介するような内視鏡検査をわれわれが行い,摂食・嚥下訓練を家族と看護師に行ってもらうように指導します.そして訓練経過に合わせて経管栄養の離脱を医師と相談しながら進めることができれば,その患者さんの摂食・嚥下障害に対するチームは形成できていることになります.すべての職種がそろっていないとチームアプローチはできないという考え方ではなく,そろっていない職種が担当すべき部分を他の人たちでカバーするということが大切です[4].

また,特に在宅などで摂食・嚥下訓練を行う場合には,人材的にも設備的にも緊急時への対応が困難となります.そこで大切なのは,摂食・嚥下訓練を進めるということに対する各スタッフの共通認識,また実際に訓練を行うスタッフに対する十分な教育と,訓練を進めるうえでの負荷のかけ具合です.

まず,訓練を開始するにあたり,各スタッフ間で現在の患者さんの状態と長期的な目標,短期的な目標について共通の認識を持つよう心がけることが大切です.さらに誤嚥や肺炎などの症状を周知させるとともに,偶発的な事故があった場合にどのような対応をとるのかについても話し合っておくべきでしょう.

次に,訓練は患者さんに対して日常的に接する方が行うのが最も効率的であるため,訪問の現場では介護スタッフや家族に訓練をお願いするという状況が頻発します.このような際,すでに忙しい状態にある介護スタッフや家族に対して,多くを要求することは逆効果な場合があります.つまり摂食・嚥下訓練や摂食時の注意事項など,あれもこれもという具合に要求が多岐にわたってしまうと,訓練を継続することが困難となる場合が多くあります.われわれが訪問して患者さんの状態をみたときに,障害の程度がどれくらいであるのか,訓練が本当に必要であるのかをよく見きわめることが大切です.

また,入院下の患者さんと異なり,退院を考える必要がないというところも訓練を進めるうえでの特徴的な部分です.患者さんおよび実際に訓練を行

一人よがりな状態で訓練を進めるのは避けましょう.われわれ歯科が提供できる部分を事前に各スタッフに知ってもらうことが大切です.

う介護スタッフや家族に対して,対応を継続できる環境をセッティングすることが,在宅や施設で摂食・嚥下障害への対応を成功させるための秘訣なのです.

II 障害の評価法

3

問診・スクリーニング

訪問下での対応を考えた場合，どのようなチームアプローチを行うのか，必ず考慮したうえで問診（医療面接）を行います．また，スクリーニング表，スクリーニングテストなどのツールを十分に活用して状態を把握するようにしましょう．

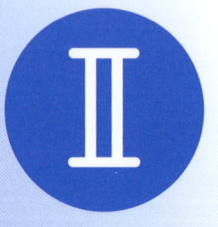

障害の評価法

③ 問診・スクリーニング

はじめに

　訪問歯科診療の場合は，特に問診（医療面接）が重要となります．患者さんへの対応は問診から始まります．どのような情報が必要となるのかを表などにして把握していないと，情報が手に入らないだけでなく，問診時の雰囲気もうまくつくることができません（図1，2）．どのような経過を経て現在の状態になったのか，現在の問題点はどこにありそうか，現在どのような対応を受けているのか，そして何を求めて検査依頼が発生したのかを確認しておく必要があります．

　さらに，詳細な検査を行う前にスクリーニングテストを行うのですが，これは標準化された方法を用いることで情報伝達を簡便にします．もちろん，重度の認知症を持つ患者さんには標準的な方法を用いることができない場合もありますが，いくつかのスクリーニングテストをツールとして身につけておくことで，機能評価への導入が容易となります．

　なお，ここで登場する「スクリーニング」と次章で説明する「観察ポイント」ですが，必ずしもスクリーニングを先に行うとは限りません．十分に習熟した臨床家であれば，スクリーニングテストを行わず，問診後に直接，観察・評価および検査へ入ることもあります（巻頭チャート参照）．

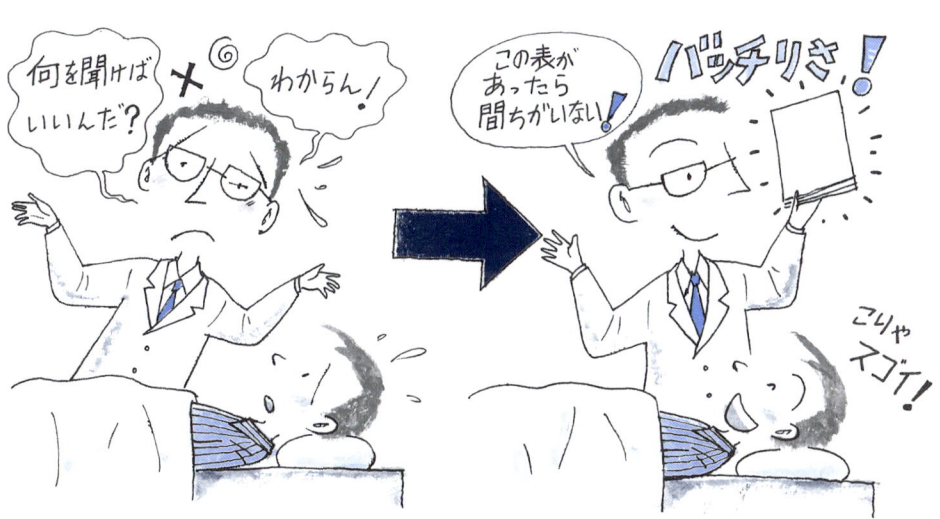

図1：必要な情報をスムーズに把握する

II 障害の評価法

問診・スクリーニング表

　図2は，問診およびスクリーニング表の一例です．表の一番上の部分で患者さんの居住形態を確認しますが，訪問歯科診療を想定しているため，訪問可能な曜日と時間帯および駐車場の有無を確認する欄を設けています．要介護状態の患者さんは，さまざまな介護サービスにより時間をとられるので，診療日時はなるべく先方の都合に合わせましょう．次に，検査依頼者と患者さんの関係を明らかにしたのち，全身状態，栄養摂取状況，依頼内容，ADLを確認して，スクリーニングテストを行います．実際の問診時には，この表にチェックするだけでなく，より細かい情報を聞き出す作業が必要となります．問診に慣れないうちは，このようなツールを用いることでスムーズに問診を行い，聞き漏らしをなくすようにしましょう．以下にそれぞれの欄について解説します．

1 検査依頼者

　必ず，検査依頼者と患者さんとの関係を明確にしておきます．検査後の情報のやり取りなどは検査依頼者と行うことが多いので，連絡手段は何がよいのかも確認しておきましょう．電子メールでやり取りを行う必要がある場合には，情報が漏洩することのないように十分注意してください．

　入院患者さんの場合には，通常，主治医が検査依頼者となります．この場合，情報のやり取りなどで問題が生じることはあまりありません．しかし，在宅や施設入居の患者さんでは，通常ケアマネジャーもしくは家族が検査依頼者となります．このような場合，検査依頼者が持っている医学的な知識にばらつきがありますので，治療や訓練に対してどの程度理解してくれるのか，ある程度見きわめる必要があります．前述したように，摂食・嚥下障害への対応にはinformed cooperationが必要となります．こちらの意向を理解してもらったら，どれくらい協力が得られそうかを感じ取っておくのが肝要です．理解や協力の度合いがあまりにも低い場合には，情報のやり取りを行う人の変更を考慮する必要もでてきます．

2 全身状態 (図2-①)

　まず，どのような疾患を持っているのかを確認します．摂食・嚥下障害は多岐にわたる原因疾患を持ち（表1），進行性の疾患なのか，回復する疾患

時間は空いていても，入浴直後やデイケアなどから帰った直後は疲れているので注意します．

個人名は入れずにメールを暗号化するなど十分に対策をとっておきましょう．

"説明に対する協力" (p.12参照) をさします．

3 問診・スクリーニング

```
氏名：_____    性別：M・F   ：年齢　　歳
居住状態：在宅・施設入居・入院
　　　　　*施設名または病院名（　　　　　　　　　　　　　　　　　　　　）
訪問可能な曜日・時間帯：
　　　　　駐車場の有無：無・有（無の場合近隣にパーキングがあるか確認）
```

検査依頼者： 所属　　： 住所　　：〒 tel　　 ： fax　　：　　　　　　　　メールアドレス：	検査依頼者職種：

①全身状態

```
原疾患　　：脳血管障害（脳梗塞・脳出血・くも膜下出血）・神経筋疾患・呼吸器疾患・頭部外傷
　　　　　　口腔咽頭腫瘍・認知症・その他（　　　　　　　　　　　　　　　　　　　　）
意識レベル：刺激しても覚醒しない・刺激すれば覚醒する・覚醒しているが清明でない・清明
肺炎の既往：現在あり・既往あり（繰り返している・繰り返していない）・なし
気管切開　：あり・なし
身長　　　：　　　　　cm　　　　体重：　　　　　kg
脱水・低栄養：現在あり・既往あり・なし
感染症　　：C型肝炎・B型肝炎・MRSA・その他（　　　　　　　　　　　　）・なし
アレルギー：薬剤（　　　　　　）・食物（　　　　　　）・なし
```

②栄養摂取状況および症状

```
栄養摂取方法：経管・経管＞経口・経管＜経口・経口調整要・経口調整不要
　　　　　　　*経管の場合：経鼻・胃瘻・腸瘻・IVH・末梢点滴・その他（　　　　　　　）
症状　　　　：飲み込めない・唾液でむせる・窒息があった・誤嚥があった・肺炎を繰り返す・
　　　　　　　痰が多い・食事に時間がかかる・摂取量が少ない・食事中にむせる・食事後にむせる・
　　　　　　　のどに違和感がある
　　　　　　　その他（　　　　　　　　　　　　　　　　　　）
食べ方の工夫：行ってはいない・行っている
　　　　　　　*行っている場合，具体的な方法：
```

③依頼内容

```
依頼内容：嚥下機能検査（内視鏡検査を含む）・嚥下訓練
依頼目的：上記症状の原因を知りたい・経管栄養から経口摂取に移行したい
　　　　　適切な食形態を知りたい・適切な食介助を知りたい・必要な訓練を知りたい
　　　　　その他（　　　　　　　　　　　　　　　　　　　　　）
嚥下訓練：現在行っていない・現在行っている
　　　　　*行っている場合，訓練者と方法：
　　　　　*行っていない場合，頼める人がいるか：
```

④ADL

```
　　　　　　食事：全介助・部分介助・自立　　　　移乗　：全介助・部分介助・自立
　　　　　　歩行：全介助・部分介助・自立　　　　座位保持：全介助・部分介助・自立
自分の意図を周囲に伝え理解させることができるか：
　　　　　　1. ほとんどまたは全く伝えることができない
　　　　　　2. 具体的なこと（食事，排泄など）なら伝えることができる
　　　　　　3. 通常は伝えられるが，特に時間がかかったり，困難なことがある
　　　　　　4. 特に問題はない
周囲の話したことや意図を理解することができるか：
　　　　　　1. ほとんどまたは全く理解できない
　　　　　　2. ときどきは理解できる．単純で直接的な支持には従う
　　　　　　3. 通常は理解できるが，ときに理解できないことがある
　　　　　　4. 理解できる
```

⑤スクリーニングテスト

```
反復唾液嚥下テスト（RSST）：　　回/秒（30秒間にできる空嚥下の回数を数える）
改訂水飲みテスト（MWST）：　　　点（3mLの冷水を飲み込ませて評価）
フードテスト（FT）　　　：　　　点（茶さじ1杯のプリンを飲み込ませて評価）
```

図2：摂食・嚥下障害問診・スクリーニング表

II 障害の評価法

表1：摂食・嚥下障害の原因となるおもな疾患

1. 中枢神経障害
    - 脳血管障害
        脳梗塞，脳出血，くも膜下出血など
    - 変性疾患
        筋萎縮性側索硬化症，パーキンソン病など
    - 炎症
        急性灰白髄炎，多発性硬化症，脳炎など
    - 頭部外傷
2. 末梢神経障害
    末梢神経麻痺，ニューロパチーなど
3. 神経筋接合部・筋疾患
    重症筋無力症，筋ジストロフィー，ミオパチー，多発性筋炎など
4. 解剖学的異常
    口腔咽喉頭食道病変，奇形，頸椎骨棘など

表2：肺炎の診断基準

1. 胸部X線写真で浸潤影の出現，大葉性肺炎あるいは気管支肺炎が疑われる
2. 以下の臨床症状のうち一つを示す
    - 咳
    - 37.8℃以上の発熱
    - 呼吸困難

（東北大学医学部老年・呼吸器病態学講座の基準による）

なのかで訓練の方向性は異なってきます．また，疾患の有無だけでなく，必ず現在に至るまでの経過を確認しておきましょう．

次に，食事や訓練を行う状況を想定して意識レベルを確認します．意識レベルの評価の指標として，JCS（Japan Coma Scale）などがあります（p.127参照）．実際には刺激しても覚醒しないレベルの患者さんに検査を行うことはほとんどありません．肺炎の既往を確認する（**表2**）ときは，頻度が重要です．10年前に1回だけかかった肺炎はおそらくあまり関係ありませんが，ここ1年入退院を繰り返しているような肺炎では，摂食・嚥下障害による誤嚥性肺炎を強く疑います．また，その肺炎が誤嚥性肺炎の診断であったかどうかも確認しておきます．肺炎の原因が確実に誤嚥であったかどうかを知ることは，場合によってはかなり難しいのですが，誤嚥性肺炎が疑われたかどうかという情報は必ず入手しておくようにします．

気管切開は，気道確保や下気道分泌物除去目的などで用いられますが，嚥

3 問診・スクリーニング

表3：気管切開の目的と嚥下機能へ及ぼす悪影響

気管切開の目的	嚥下機能へ及ぼす悪影響
① 上気道狭窄・閉塞に対する気道確保 ② 下気道分泌物・貯留物の排除 ③ 呼吸不全の呼吸管理	① 喉頭挙上阻害 ② 声門下圧の陽圧維持不可 ③ 咳嗽反射閾値上昇 ④ 特にカフ付きカニューレの食道圧迫

下機能に対してはいくつもの悪影響を及ぼします[1]（表3）．気管切開の有無だけでなく，カニューレの種類も確認しておきます．カフ付きのものの場合には常時カフを膨らましているのかどうかを聞いて，常時でないのであれば，その理由も聞いておきます．また，まれにカフをパンパンに膨らましている患者さんがいますが，耳たぶ程度の弾力が適当であるといわれています．あまりに硬い場合には，主治医に相談することを勧めます．スピーチバルブを使用している患者さんも，常時バルブを装着しているのかどうかを確認し，常時でない場合にはその理由を確認しておきましょう．

> 25 mmHg以上のカフ圧では周囲の粘膜が虚血状態になるといわれています．

摂食・嚥下障害は食べることの障害ですので，脱水・低栄養状態の有無は必ず確認します．手に入りやすい情報に「身長」と「体重」があるので，これらからBMIを算出して栄養状態の目安とします．また体重の推移がわかるときには，どれくらいの期間でどれくらい体重が減少したのかを確認しておくとよいでしょう（表4）．そのほか，意識障害，口渇，唾液の減少，浮腫，

表4：栄養状態の主な指標

BMI：body mass index

$$BMI = \frac{体重(kg)}{身長^2(m)}$$

BMI < 18.5	やせ
18.5 ≦ BMI < 25	正常
25 ≦ BMI	肥満

体重減少率

$$体重減少率(\%) = \frac{通常体重(kg) - 測定時体重(kg)}{通常体重(kg)} \times 100$$

期間	明らかな体重減少	重症の体重減少
1週間	1〜2%	> 2%
1カ月	5%	> 5%
3カ月	7.5%	> 7.5%
6カ月	10%	> 10%

皮膚の弾力性低下，全身倦怠感，脱力感なども脱水や低栄養を疑わせる症状です．著しい低栄養が疑われる場合には，血清アルブミン値をみておきます．3.5 g/dL 以下では内臓タンパク質が減少し，2.8 g/dL を下回ると膠質浸透圧の低下により浮腫が起こるとされています[2]．また，感染症の有無とアレルギーの有無は，必ず確認しておきます．

3 栄養摂取状況および症状 (図2-②)

栄養摂取方法は，経口摂取と経管栄養の割合に応じて表5の「1. 摂食状態」のような区分けで評価するとわかりやすくなります．"経口調整不要"はまったく工夫せずに常食を摂取しているレベル，"経口調整要"は食形態や摂食時の体位などに何らかの工夫をしているレベル，"経口＞経管"は経口摂取と経管栄養を併用しているけれども経口摂取がメインで不足分を経管栄養から補っているレベル，"経口＜経管"はメインは経管栄養であるけれども口からも少し食べているレベル，"経管"は経口摂取をまったく行っていないレベルをさします．その他，医学的安定性が得られているかどうかも確認します[3]．

経口調整要，経口＞経管，経口＜経管のレベルに関しては，特に詳しい情報を聞いておくようにします．経口調整要のレベルでは，粥，きざみ，軟菜食，またトロミの程度や，摂食時の体幹や首の角度など，具体的にどのように食事を摂取しているのかできる限り詳しく把握します．経口＞経管のレベルとは，訓練の進行に従ってもともと経管栄養のみだった患者さんが経管栄養離脱できそうになった場合などが該当し，初診時にはあまり多くありません．経口＜経管のレベルとは，ほとんど経管栄養からの栄養摂取であるもの

> 施設により呼称がさまざまなので，現物を確認するのが一番です．

表5：摂食・嚥下障害患者の帰結評価

1. 摂食状態	2. 医学的安定性**
5：経口調整*不要	A：安定
4：経口調整*要	B：不安定
3：経口＞経管	
2：経口＜経管	
1：経管	

*「経口調整」とは，食形態や体位など摂食時の工夫を指す．
**医学的安定性の指標；誤嚥性肺炎，窒息，脱水，低栄養について1～2カ月にわたって問題ないこと．

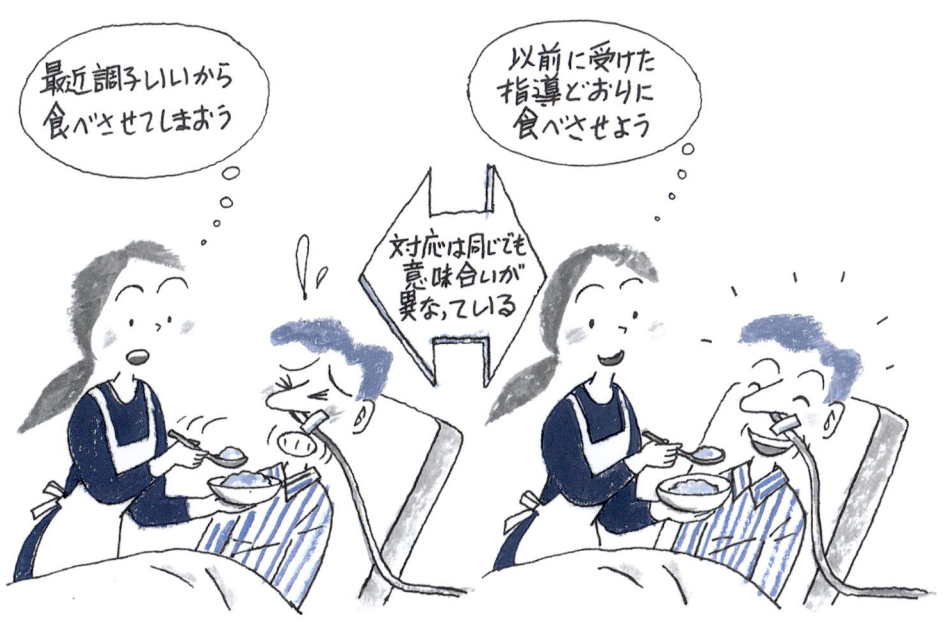

図3：経管栄養と経口摂取の併用

の，一部を楽しみとして経口摂取しているというレベルで，初診時から多くみられます．主治医の許可を得ることなく家族自身の判断で経口摂取させている場合は意外と多くみられます．経管栄養と経口摂取を併用しているレベルの患者さんでは，誰の判断で現在の栄養摂取方法をとっているか必ず聞いておきます（図3）．また，すべてのレベルにおいて，現在の栄養摂取方法に至った経過も確認します．

摂食・嚥下障害を疑わせる具体的な症状の確認では，こちらから質問していくといろいろな症状が出てくることがあります．自由回答形式だけではなく，こちらから質問することで具体的にどのような障害が疑われるのかを探っていきます（表6）．

知識を身につけるだけでなく，スクリーニング・評価表などのツールを用いると簡便です．

4 依頼内容 (図2-③)

診療を行うにあたり，こちらに検査や評価のみを依頼しているのか，その後の訓練も依頼したいのかを事前に確認しておきます．たとえば，すでに言語聴覚士（speech therapist；ST）が摂食・嚥下訓練に介入している場合には，詳細な評価のみが希望であり，訓練は希望しないかもしれません．また，依頼の目的はできるだけ具体的に聞いておきましょう．依頼者が何を求めて

Ⅱ 障害の評価法

表6：摂食嚥下障害を疑わせる症状

症　状	疑われる障害
飲み込めない	先行期・口腔期・咽頭期障害
飲み込まない	先行期障害
唾液でむせる	誤　嚥
窒息があった	誤　嚥
誤嚥があった	誤　嚥
肺炎（発熱）を繰り返す	誤　嚥
痰が多い	誤　嚥
食事に時間がかかる	先行期・口腔期・咽頭期障害
摂取量が少ない	先行期・口腔期・咽頭期障害
食事中にむせる	誤　嚥
食事後にむせる	誤　嚥
のどに違和感がある	咽頭期障害

いるのかがわからないと，こちらがどこまで介入するべきなのか決定できません．よい協力関係を築くこともできません．われわれの対応が"一人よがり"にならないように，双方の目標を合わせておくことが大切です（**図4**）．現在，摂食・嚥下訓練を行っている場合にはどのような訓練を行っているのか，訓練が行われていない場合には，必要に応じて頼める人がいるかどうか

> 訓練の経過に沿って目標も随時変更するようにします．

も確認しておきます．

5 ADL （図2-④）

　評価，検査を行った後の訓練を想定して，患者さんのADLについて大まかに把握しておきます．どれくらい動けるのか，どれくらいこちらの指示に従えるのかを把握したうえで，必要かつ可能な対応を決定するようにします．動くことができないほど，または指示に従えなければ従えないほど，積極的な訓練というよりも，食形態，体位，食事環境の整備など，安全に食べるためのセッティングを重視します（p.60「5. 食事介助・支援」参照）．

6 スクリーニングテスト （図2-⑤）

　次節参照．

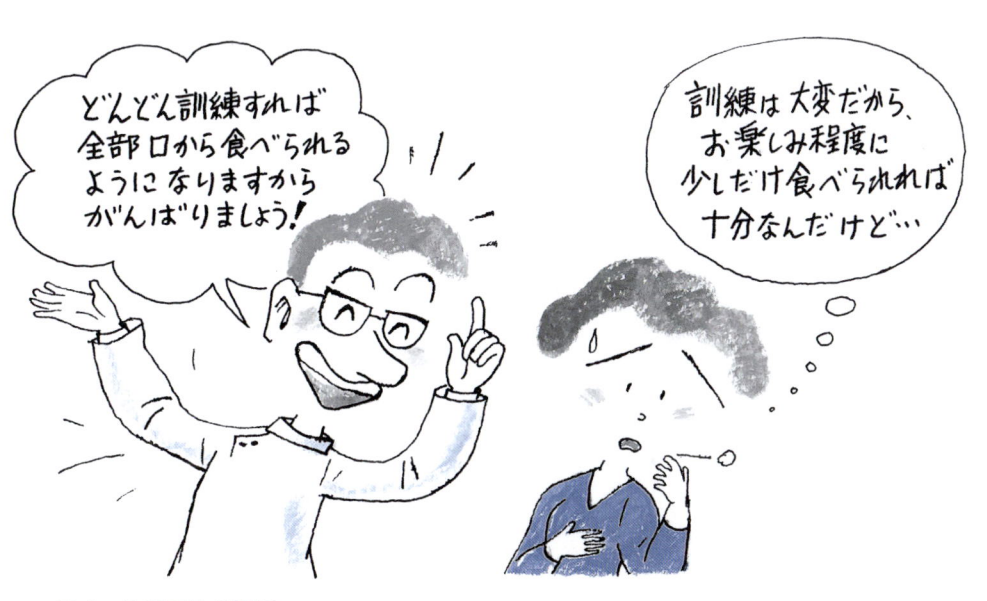

図4：依頼目的の把握

II 障害の評価法

訪問下で行う代表的スクリーニングテスト

1 反復唾液嚥下テスト
（RSST：repetitive saliva swallowing test）

　誤嚥のスクリーニングとして，最も簡便な方法です（**図5**）[4,5]．人差し指で舌骨を，中指で甲状軟骨を触知した状態で空嚥下を指示し，30秒間に何回嚥下できるかを観察します．甲状軟骨が指を十分に乗り越えた場合のみ1回とカウントし，3回/30秒未満であれば陽性，つまり摂食・嚥下障害の可能性が高いと判断します．簡単で安全であることから，すべての環境で，すべての職種が利用できる方法です．ただし，認知症の程度によっては，うまく指示が理解されずにテストの結果が0回になってしまう場合があります．このように，"飲み込めない"のと"飲み込まない"のでは，意味合いが異なるので同列に考えないようにしましょう．また，悪性腫瘍のため頸部郭清術を受けて首に瘢痕があり硬くなっている患者さんでは，甲状軟骨をうまく触ることができなかったり，喉頭挙上術後などの外科的な嚥下改善術を受けた患者さんでは，嚥下による喉頭挙上の回数を測定すること自体にあまり意味をなさないことがあります[6]．そのような場合は，RSSTよりもそのほかのテスト結果を重視します．

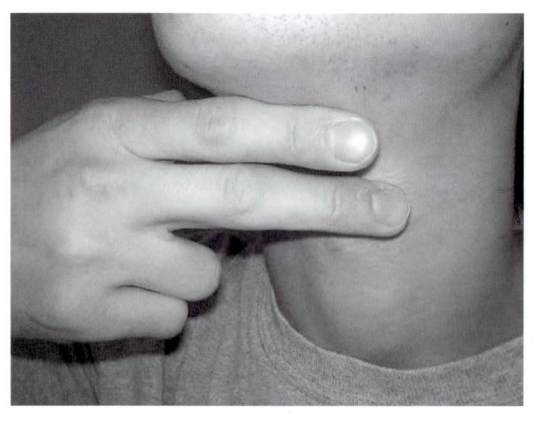

図5：反復唾液嚥下テスト（RSST）
誤嚥有無のスクリーニングテスト．人差し指と中指で舌骨，甲状軟骨を触知し，30秒間に何回嚥下できるかをみる．3回/30秒以下を陽性とする．嚥下障害者では嚥下の繰り返し間隔が延長すると報告されている．

2 改訂水飲みテスト
（MWST：modified water swallowing test）

　誤嚥したときに比較的安全であることから，水分を用いた水飲みテストはよく用いられてきました．しかし，過去に報告されたテストは多量の水分を用いるものばかりで，重度の摂食・嚥下障害を持つ患者さんには使いづらいことが指摘されてきました．そこで考案されたのが改訂水飲みテストです[7]．これは3 mLの冷水を嚥下させて，嚥下運動およびそのプロフィールより咽頭期障害を評価する方法です（図6, 7）．口腔内に水を入れる際に咽頭に直接流れ込むのを防ぐために，舌背には注がずに必ず口腔底に水を入れてから嚥下させます．評点が4点以上であれば最大でさらに2回繰り返して，最も悪い場合を評点とします．うまく嚥下できた場合，繰り返し行うこと（図7）がこのテストの重要なポイントで，"たまたま"一度だけうまく飲み込めた

> 舌背に注ぐと直接咽頭へ流れ込むため実際の機能より悪い点数になることがあります．

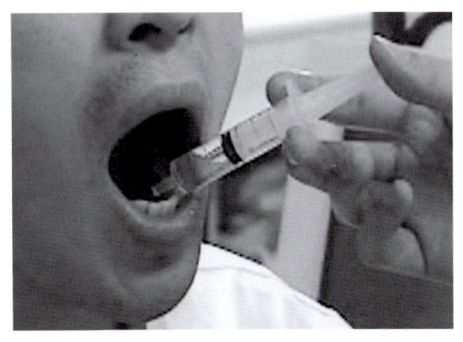

図6：改訂水飲みテスト（MWST）
冷水3 mLを口腔底に注ぎ嚥下を命じる．嚥下後反復嚥下を2回行わせる．評点が4点以上なら最大2施行繰り返し，最も悪い場合を評点とする．

〔評価基準〕
1. 嚥下なし，むせる and/or 呼吸切迫
2. 嚥下あり，呼吸切迫（silent aspirationの疑い）
3. 嚥下あり，呼吸良好，むせる and/or 湿性嗄声
4. 嚥下あり，呼吸良好，むせない
5. 4に加え，反復嚥下が30秒以内に2回可能

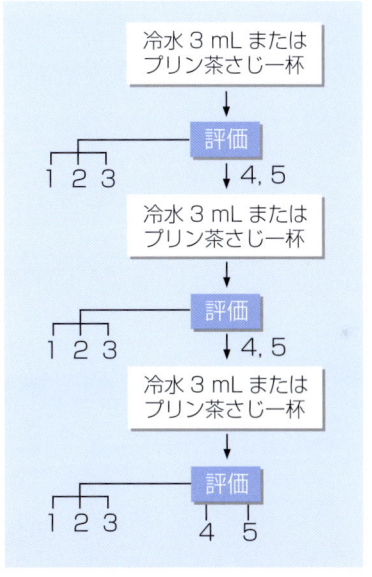

図7：改訂水飲みテストおよびフードテストの評価の流れ
- 冷水は口腔底，プリンは舌背に置き，command swallowさせる．
- 嚥下中および後の状態を評価（評価基準は図6, 8参照）．
- 3点以下は即評点となる．
- 4点以上なら最大で2回繰り返す．
- 最低点を評点とする．

場合を除外することができます．

また，この評価基準のなかには，大きく分けて"飲み込まない"，"呼吸切迫"，"むせ"，"湿性嗄声"という項目があります．スクリーニングテストを行うときだけでなく，これら概念を，直接訓練や，摂食時の評価に利用することも非常に大切です．

3 フードテスト（FT：food test）

茶さじ一杯（約4g）のプリンを食べさせて評価するスクリーニング法で，おもに口腔における食塊形成と，咽頭への送り込みを評価するために考案された方法です[7]（図7，8）．評価方法および評価基準はほぼMWSTと同様ですが，嚥下後に口腔内を観察してプリンが残留しているかどうかを確認する点がMWSTと異なります．

また，スクリーニングテストは組み合わせて使用したほうが，より精度が高くなることが報告されています[8]．これは，それぞれのスクリーニングテストは評価している部分が異なるということをさしています．たとえば，唾液を飲み込むとき，水を飲み込むとき，プリンを飲み込むときにはそれぞれ異なった動きが必要となります．"複数の飲み方"に対応できるほど，正常に近いというイメージでとらえるとよいでしょう．また，MWST，FTの評価基準はスクリーニングテストの際だけでなく，通常の摂食場面観察時にも注目すべきポイントです．評価の仕方を必ず覚えておきましょう．

特に直接訓練を開始するときは，一口ずつスクリーニングするつもりで行います．

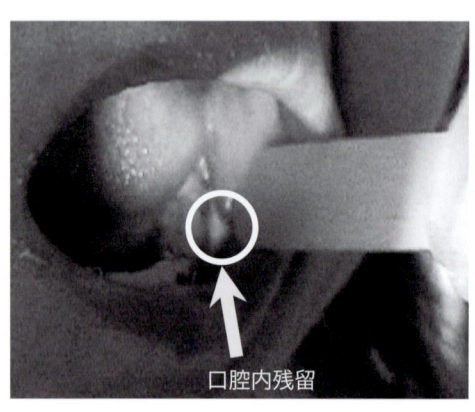

図8：フードテスト（FT）
プリン茶さじ一杯（約4g）を舌背前部に置き嚥下を命じる．嚥下後反復嚥下を2回行わせる．評価基準が4点以上なら最大2施行繰り返す．最も悪い場合を評点とする．
〔評価基準〕
1. 嚥下なし，むせる and/or 呼吸切迫
2. 嚥下あり，呼吸切迫（silent aspirationの疑い）
3. 嚥下あり，呼吸良好，むせる and/or 湿性嗄声，口腔内残留中等度
4. 嚥下あり，呼吸良好，むせない，口腔内残留ほぼなし
5. 4に加え，反復嚥下が30秒以内に2回可能

口腔内残留

4 頸部聴診 (p.48 参照)

本来はスクリーニングですが，本書では次章で解説します．

5 咳テスト

刺激物をネブライザより噴霧し吸入させて咳反射を誘発させる方法があります（図9）．このテストは，誤嚥有無ではなく不顕性誤嚥の評価です[4〜8]．1.0％濃度の有水クエン酸溶液を用いて口から吸入させて，30秒間以内に1回でも咳がでれば不顕性誤嚥の可能性が低いと判定します．

6 開口力測定

嚥下時にのど仏をもち上げる筋肉が，口を開けるときに使う筋肉と同じことを利用して，口を開ける力を測定することにより嚥下機能を評価する方法です．今のところ，健常男性の開口力は約10キロ，健常女性は薬6キロで，健常者での開口力と握力の相関が高いことがわかっています（図10）．

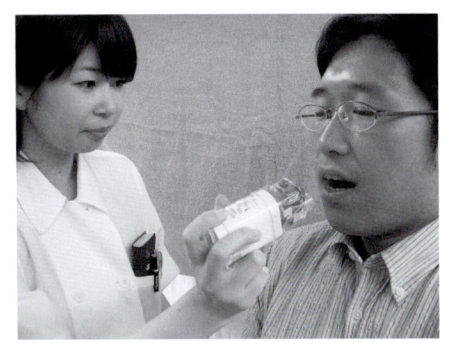

図9：咳テスト

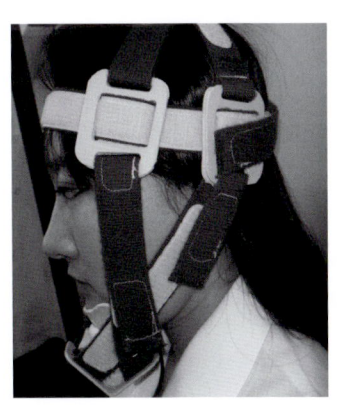

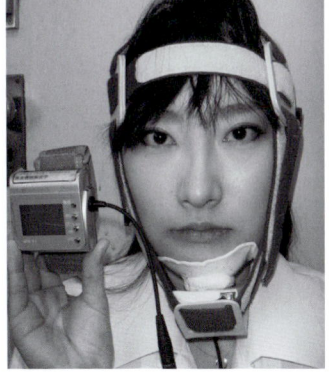

図10：開口力測定

4

摂食・嚥下機能評価時の観察ポイント・検査

ここでは，訪問して摂食・嚥下機能を評価するときに必要となる観察ポイント・検査について説明します．前述した問診・スクリーニングで摂食・嚥下障害の疑いがある患者さんをさらに評価し，治療方針を立てるためのステップです．

II 障害の評価法

4 摂食・嚥下機能評価時の観察ポイント・検査

はじめに

　摂食・嚥下運動は一連の流れであり，食物を取り込み，咀嚼し，咀嚼しながら咽頭に食塊を送り，口のなかに食物が残っていても一部の食塊を嚥下して食道さらには胃に送っています．したがって，command swallow（命令嚥下）を除いて，実際の摂食・嚥下の過程を，これまで多くの教科書に書かれていた先行期，準備期，口腔期，咽頭期，食道期の五つの期に分けるのは困難です．ただし，本章では摂食・嚥下機能の検査を理解するために，便宜上，これまでどおり五つの期に分けて説明します．

観察ポイント

1 先行期

　認知期といわれることもあり，食物を食物として認知し口に運ぶまでの過程をさします．先行期は，一般に考えられている「摂食・嚥下」というイメージとは隔たりがあるように感じますが，在宅や施設での摂食・嚥下治療では特に重要です．なぜなら，認知症や脳血管障害の後遺症で先行期に障害を抱えているために，上手に食物を口に運べなかったり嚥下できない高齢者が多いからです．

　以下に詳述していきますが，先行期は，咽頭期や食道期と異なり，訪問診療でアプローチしやすいのも特徴です．

(1) 食物の認知

　「食物を食物として認知する」ということは，私たちにとっては何でもないことに思えますが，要介護者にとっては困難なことがあります．たとえば，意識レベルが低下している場合を考えてみましょう．摂食・嚥下機能が低下した患者さんでは，食物が認知できないと食事時間の延長，摂取量の低下，ひどい場合は誤嚥の原因になってしまいます．

　在宅・施設の高齢者で認知機能を評価するには，前述した問診（医療面接，p.20以降参照）が重要です．普段患者さんと接している介護者や家族に，おおよその五感の程度，意識レベルを聞くのが有効です．<u>要介護度や認知レベルも参考になります</u>．実際の診察では，食事の場面を観察することで，食

> 前もって介護者やケアマネジャーから情報をもらって，おおよその見当をつけておくと診療がスムーズです．

物を目で追っているか，食物を口の近くに持っていくと口を開けるかで判断します．

(2) 食欲・嗜好

食欲の有無も影響します．食欲がないと，食事に時間がかかったり，食べこぼしが多かったりします．患者さんによっては「食欲がある時間帯」があります．高齢者では朝に食欲があることが多いという報告があります[2]．そういった時間帯をみつけておくと，食事介助・支援（次章）に役立ちます．

また，摂食・嚥下機能を上げる（正確には摂食・嚥下機能を引き出す）には，患者さんがおいしいと感じる，食べたいと思うような食事を提供することが重要です．ただし，摂食・嚥下障害がある患者さんでは，意思表示がうまくできない方もいます．そのような方は，「これは嫌い」，「これが食べたい」といった気持ちをうまく介護者に伝えられません．好きなものを家族に聞いて参考にするのがよいでしょう．

出された食事を残すような場合，家族や介護者は「食欲がない」と心配することがあります．そのようなときは，「栄養が摂れているか」という目で評価してください．「食欲がない」という介護者の訴えがあった場合でも，現在の食事量だけで必要栄養量が十分摂れていることがあります．

> 1日活動するのに必要な栄養量．ハリス・ベネディクトの式や簡易式〈体重(kg)×30(kcal)〉などを用いて目安量を計算できます（p.102 参照）．

(3) 口に運ぶ

自食している患者さんでは，食物を口まで運ぶために上肢がうまく動く必要があります．上肢の動きに障害がある場合でも，食器の位置や形，姿勢を変えることで，こぼさずに自食できるようになることがあります（「5. 食事介助・支援」，p.60 以降参照）．実際の診療では，問診で麻痺の有無，麻痺の状態（左右，程度等），利き手（麻痺側と利き側の一致，不一致）をチェックします．上肢の動きを観察するときは，食事場面をみるのも大切ですが，日常生活での動作で，振戦の有無，運動性をみることができます．意思疎通ができる患者さんでは，手を握ってもらったり，腕を上げてもらったりして「これぐらいの動きだったらスプーンを持てるかな？」と想像することも重要です．

2 準備期（図1）

　大まかにいうと，準備期は「食塊形成をする期」です．食塊形成とは口腔に取り込まれた食物を「嚥下しやすい状態にすること」です．そして，食塊形成に大きくかかわる重要な機能の一つが歯科が最も得意とする咀嚼です．

　準備期が障害され食塊形成がうまくいかないと，誤嚥の原因になります．

(1) 歯

　咀嚼では，臼歯部での咬合の有無が重要です．高齢者を対象にした研究で，臼歯部咬合が維持されている患者さんは，普通食を食べている割合が多いこと（**図2**），普通食を食べている患者さんは栄養状態が良好であること（**図3**）が報告されています[4]．

　口腔の片側に運動や感覚の麻痺がある患者さんでは，麻痺がある側では十分に咀嚼，食塊形成ができません．たとえば「右側は臼歯が欠損しているけれど，左側の臼歯が咬合しているから咬めるだろう」と思っていても，左側に麻痺がある場合にはうまく咀嚼できません．このような患者さんが上手く咀嚼や食塊形成をするためには，麻痺がないほうの右側に義歯を入れる必要があります．

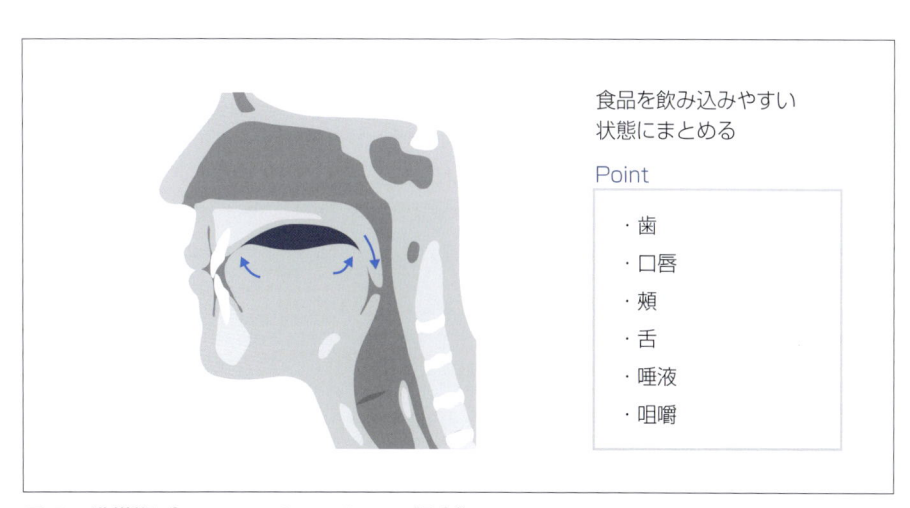

図1：準備期（command swallow の場合）

Ⅱ 障害の評価法

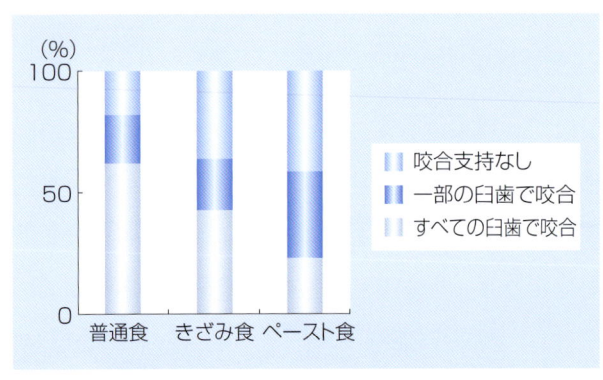

図2：咬合支持と食形態
（菊谷ほか，2003.[4]）
咬合支持があると（義歯でもよい），より普通食に近い形態の食事を取っている割合が高い．

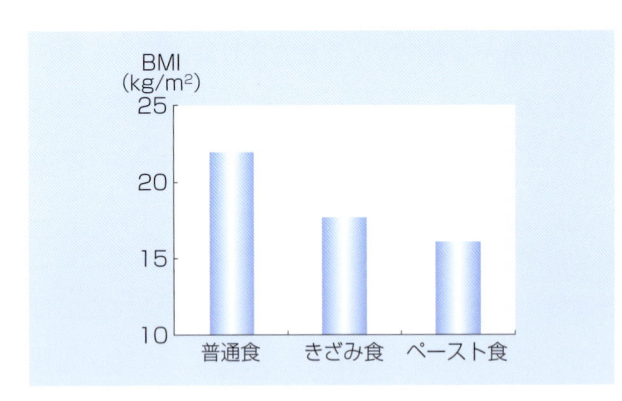

図3：食形態とBMI
（菊谷ほか，2003.[4]）
食形態が低下している高齢者ほど，栄養の指標の一つであるBMIが低値を示した．BMI＝体重［kg］／（身長［m］）^{2}

(2) 口　唇

　口唇は，食物を取り込むこと，そして咀嚼したものを口腔内に保持しておくことのために重要です．上口唇と下口唇それぞれ左右の感覚と運動をチェックしてください．意思疎通ができるときは，左右を触ってみて感覚に違いがあるかを聴取して，感覚麻痺をチェックします．運動麻痺は口唇の突出や口角を引く動作を指示することでチェックします．会話のときなどに口唇の左右差がないかどうかをみるのも方法です．意思疎通ができないときは，強めの刺激を与えることで逃避反射の有無から感覚麻痺をチェックできます．運動の麻痺は口腔前庭に指を入れて口唇を引っ張ることで，筋肉の張りをみてください．運動麻痺がある側は，柔らかい印象を受けます（**図4**）．口唇に過緊張があると上手に食物を取り込めない場合があるので，過緊張の有無もチェックする必要があります．

口腔の麻痺は，四肢の麻痺と同側に出る場合と反対側に出る場合があるので，各症例ごとに注意深く所見を取る必要があります．

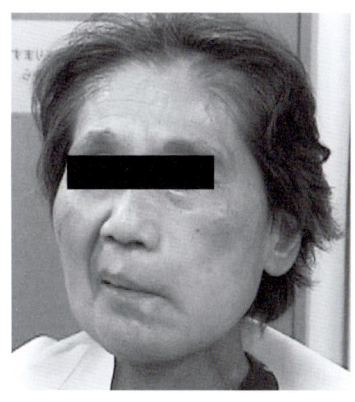

4 摂食・嚥下機能評価時の観察ポイント・検査

図4：顔面神経麻痺の症例
左側に運動の麻痺があるため，左側の口唇や頬は柔らかい印象を受ける．左側での咀嚼は困難である．

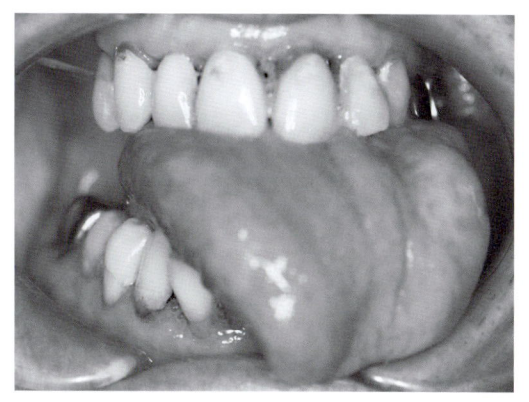

図5：左側舌下神経麻痺の症例
舌突出を指示すると麻痺側に舌が偏位する．

(3) 頬

　頬は，咀嚼のときに口腔前庭にこぼれた食塊を，もう一度歯の咬合面に乗せる働きがあります．頬の機能が障害されると，食物が口腔前庭に貯まってしまいます．感覚と運動のチェックの方法は，口唇と同様です．

(4) 舌

　舌は咀嚼時に食塊を咬合面に乗せるため，あるいは食塊をまとめるために重要です．ここでも，感覚と運動をチェックします．感覚のチェックの仕方は口唇，頬と同様です．運動のチェックは意思疎通が可能なときは舌の突出を指示し，左右差がないかをみます．麻痺があるときには，麻痺側に舌が偏位したり，麻痺側の舌背にシワが寄ったりします（図5）．意思疎通が不可能なときは，舌を押すことにより，その硬さで麻痺の有無を推察します．麻痺があれば押したときに軟らかく感じます．また，過緊張も摂食・嚥下障害の原因になります．触れて硬すぎないか，運動がスムーズかどうかもみておきます．

> 咀嚼嚥下では，舌のstage Ⅱ transportにより，準備期中に食塊は中咽頭へ集積されます．こうした舌機能の評価は，次節の「口腔期（p.41）」を参照して下さい．

(5) 唾　液

　高齢者では，服用薬剤の副作用などで唾液の分泌量が減少している場合があります．長期寝たきりの患者さんでは，下顎が重力で落ち込み開口を誘い，

> さまざまな薬剤が口腔乾燥症の原因になりますが，特に，抗うつ剤，向精神剤，降圧剤，利尿剤，抗痙攣剤，パーキンソン病治療剤，抗ヒスタミン剤などが原因となることが多いといわれています．

Ⅱ 障害の評価法

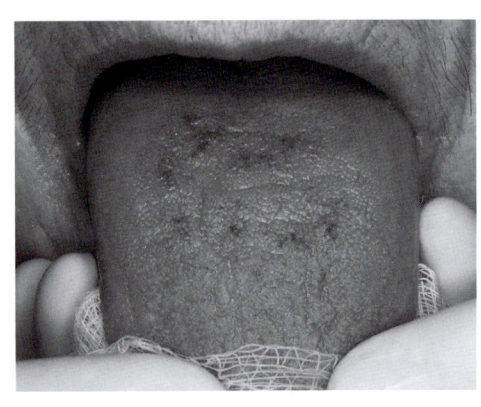

図6：口腔乾燥症の舌

口腔乾燥に帰着するというケースも多くみられます．

　唾液は，食塊形成に欠かせません．飲み込む直前の食塊は，ほどよく唾液と混和されています[5]．逆にいうと，唾液と混和されていないと，食塊は飲み込みにくいということです．

　唾液の分泌量の測定は，実際に唾液の体積や，重量を計る方法などが報告されています[6]が，これらの方法は在宅や施設における臨床，特に認知症の高齢者においては現実的ではありません．

　また，定量的ではありませんが，舌の表面に潤いがない，口唇がカサカサに乾いている，といった所見も重要になります（**図6**）．口腔乾燥が認められる症例では，口腔乾燥を改善する治療も重要です．私たちが，口が渇いているときにはパンと一緒に飲み物を飲むように，「食べ合わせ」を考えて食事介助することも必要になってきます．

　なかには，唾液量が多くて困ると訴える患者さんもいます．そのような方では，唾液の嚥下がうまくいっていないために，相対的に唾液量が多くなったように感じられていることもあります．そこで，唾液が嚥下できるようになる嚥下訓練が必要となるわけです．

> 口腔乾燥時に限らず，口腔や咽頭残留の軽減を目的に，性状の異なる食物を交互に嚥下することを交互嚥下といいます．

(6) 咀　嚼

　準備期では，口唇，舌などの個々の器官が問題なくても，咀嚼という協調運動がうまくいかなければ食塊形成はできません．

　その評価の詳細は他書に譲りますが，指示に従える患者さんでは，咀嚼中に口を開けてもらって食塊の状態をみます．このとき，食塊のまとまり程度，

粉砕程度を評価します．食塊形成が良好なときは，比較的一塊となった食塊が確認できますが，不良なときは，食物が口中に散らばっていたり，こなれていなかったりします．また，咀嚼時間が異常に長いときも，食塊形成機能の低下を疑います．

3 口腔期（図7）

口腔期は，「食塊を咽頭に送り込む期」と定義されます．口唇を閉じ，舌を前方から後方へと口蓋に押しつけて食塊を咽頭へと運んでいきます（ただし，以下に示すように咀嚼嚥下では，この運動が準備期と重複して発現します）．この期の後半では，鼻咽腔閉鎖により軟口蓋が後上方に動いて，食塊が鼻腔に入らないようにしています．ここでは舌と軟口蓋が重要な働きをします．

(1) 舌

舌は準備期でも食塊形成に重要な働きをしますが，口腔期でも大切な働きを担います．口腔期において舌は口蓋と接し，ちょうどチューブを絞り込むようにして食塊を咽頭に送ります（なお，咀嚼嚥下では，準備期における咀嚼の間に，咀嚼された食物が順次中咽頭へと運ばれていきます〈stage Ⅱ transport〉[7]）．

軟口蓋が後上方に挙上し，咽頭後壁・側壁（この両者も少し内方運動しますが）と接することにより口腔咽頭と鼻腔とを分離する運動のことをいいます．

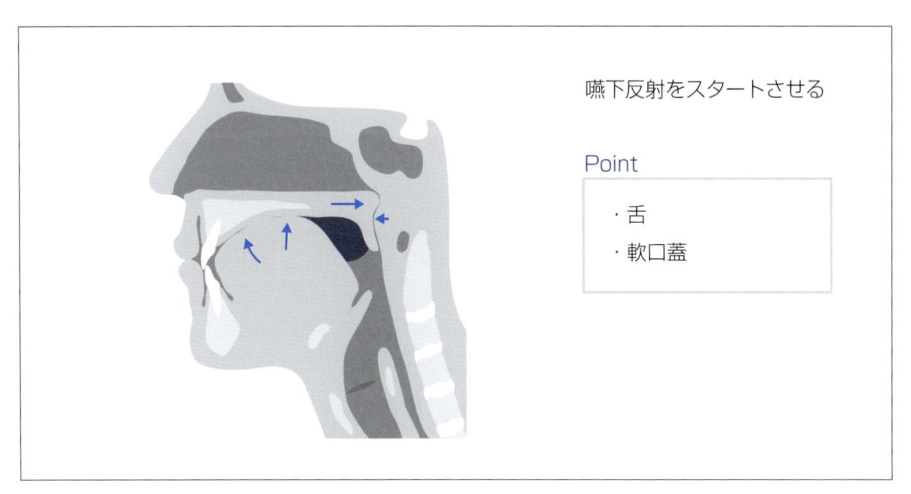

嚥下反射をスタートさせる

Point
・舌
・軟口蓋

図7：口腔期（咽頭への食塊の送り込み）

Ⅱ 障害の評価法

舌は，筋肉の塊です．筋肉の一端は舌骨や下顎骨についているものもありますが，もう一端は舌のなかで停止します．両端が舌のなかで完結する筋もあります．したがって，特に咬合が安定していないと下顎骨が不安定になり，それに付く舌骨や外舌筋が不安定になるので舌も不安定になり，その結果，摂食・嚥下障害を呈することがあります．

舌の評価方法は，準備期での評価と同じで視診・触診が中心となりますが，そのときに緊張の程度，動きのスムーズさから「この舌で食塊を送り込めるかどうか」という視点でみることが重要です．

咀嚼を要さない食物を口に入れてから，喉頭挙上が認められるまでの時間が長くかかる患者さんでは，後に述べる咽頭期の嚥下反射の障害か，口腔期における舌による送り込み障害を疑います．

(2) 軟口蓋

脳血管障害後の症例では，軟口蓋の運動麻痺がみられることがあります．そのような症例の発音を聞くと，開鼻声といって鼻にかかった声が聴取されます．それは，鼻咽腔閉鎖機能が障害されるからです．脳血管障害などの急性期では，嚥下時にも鼻咽腔閉鎖不全が認められ，食物が鼻腔から出てくるといった症状を呈する症例があります．

> 風邪のときの鼻声は閉鼻声といって「鼻づまりの声」ですので，開鼻声の症状とは反対です．

軟口蓋の動きは，「アー」と長く発声したときの動きを口腔からみて評価します．片側に麻痺があるとカーテン徴候が認められます．両側の麻痺では動きがみられないか，弱い動きしか認められません．そのとき注意することは，発声時と嚥下時の軟口蓋の動きは調節機構が異なるため，発声時の所見をそのまま嚥下時に当てはめることができないということです[8]．実際は，発声時に動いていれば嚥下には問題ないと考えてよいでしょう．また，発声時に動きがみられない患者さんでも，嚥下時には動いていることが多いようです（図8）．

> 発声などの運動時に，軟口蓋，咽頭後壁が運動麻痺のない方に引っ張られる現象．

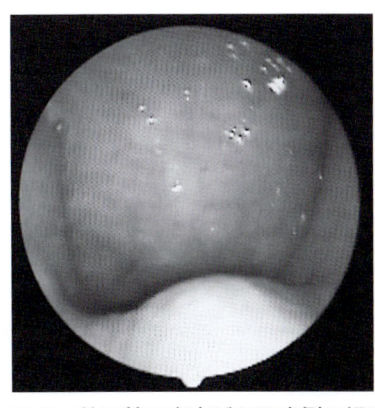

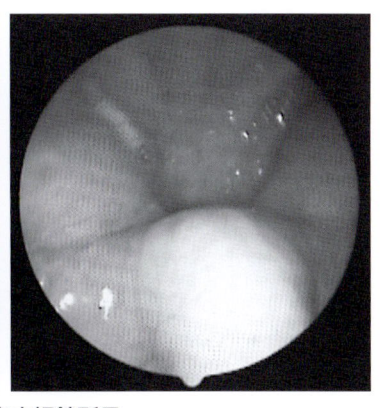

図8：軟口蓋に麻痺がある症例の経鼻内視鏡所見
それぞれ上が咽頭後壁，下が軟口蓋（鼻腔側）である．左；発声時の鼻咽腔．閉鎖不全を認める．右；嚥下時の鼻咽腔．完全閉鎖を認める．

4 咽頭期 （図9）

　咽頭期はいわゆる嚥下反射が出現し，食塊の食道への送り込みが確認されます．まず，軟口蓋の挙上により鼻咽腔が閉鎖され，舌背が挙上することで口腔と咽頭との交通が遮断されます．引き続いて舌骨と喉頭が前上方に挙上し，それに伴い喉頭蓋が気管のふたをするように倒れます（実際の閉鎖は喉頭蓋によるものではなく，披裂部によるものが優位であるといわれています[9]）．それとほぼ同時に，輪状咽頭筋という食道入口部の括約筋が弛緩し，喉頭の前上方運動に引っ張られるように食道入口部が開きます．舌根が後方

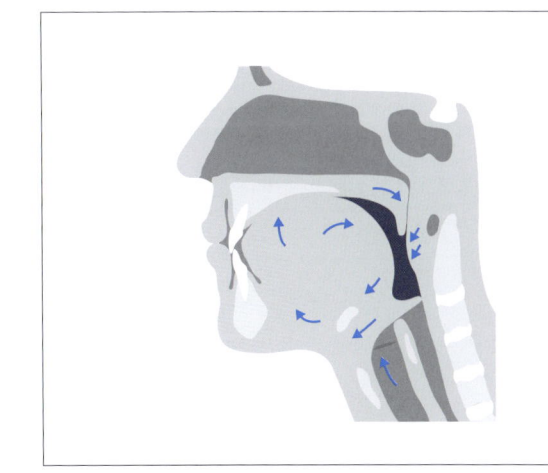

気管を保護する
食塊を食道へ押し込む

Point

・舌
・喉頭挙上運動
・嚥下反射
・頸の緊張
・咳
・呼吸のタイミング

食道入口部にある括約筋のことをいいます．普段は収縮して入口部を閉じていますが，嚥下時には弛緩します．

図9：咽頭期（食道への食塊の移送）

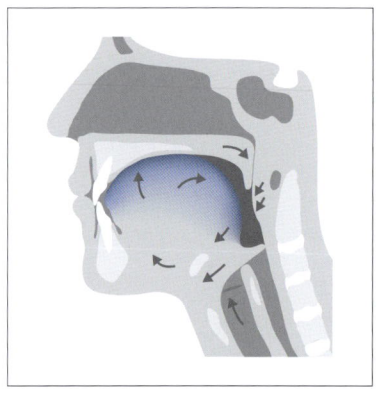

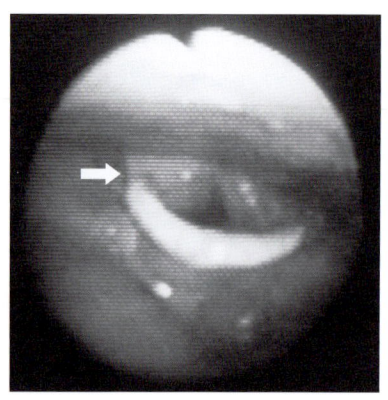

図 10：右側舌下神経麻痺の症例
左；咽頭腔の前壁も舌である．右；VE 所見．嚥下後にも右梨状窩に食塊（カボチャ）の残留を認める．

に動き，咽頭後壁が前方に出てくることにより，その開いた食道めがけて食塊を押し込むように絞り込みの力をかけ，食塊を食道に押し込みます．

咽頭期はこれまでの期と異なり，検査機器なしでは直接観察することができません．ここでは，咽頭期に関係する器官や機能を観察することで，嚥下時の咽頭期を推察する「コツ」を説明します．

(1) 舌

ここでも，舌は重要な働きをします．舌は咽頭の前壁も形成しています．また，咽頭期では喉頭の挙上が起こりますが，喉頭は舌骨に付いており，舌骨は舌に関与する筋が付いています．すなわち，舌の動きが悪いと咽頭期も障害されるのです．たとえば舌運動を司る舌下神経麻痺の患者さんでは，舌運動の障害だけでなく喉頭の挙上が悪くなり，食塊の絞り込みが悪くなるため，誤嚥や咽頭残留の原因になります（図10）．したがって，舌に運動障害がある患者さんでは，咽頭残留を疑います．

> 咽頭残留がよくみられるのは，喉頭蓋谷と梨状窩，咽頭後壁です．健常者でもごく少量の食物が咽頭に残ることがあります．

(2) 喉頭挙上

甲状軟骨に軽く触れておくと，嚥下時に喉頭が挙上して甲状軟骨の高まりが指を乗り越えていくのがわかります．このときの挙上の様子から「喉頭挙上の良，不良」を判断します．嚥下しようとしてから舌骨上筋群が何回か収縮し，やっと嚥下されるといった嚥下動作の躊躇があると，嚥下障害を疑い

ます.臨床では,嚥下動作が遂行されたかどうかを喉頭挙上で判断します.

(3) 嚥下反射

咀嚼を要さない食物を口に入れてから,喉頭挙上が認められるまでの時間が長くかかる場合は,口腔期の障害か嚥下反射の遅延を疑います.口腔内を確認し,口腔内に食物がなくなっているのに喉頭挙上が起きない,もしくは喉頭挙上の前にむせを認める場合は嚥下反射の障害を疑います.

(4) 頸の緊張

咽頭期では舌骨上筋群が重要な働きをしますが,この筋群は頭頸部の姿勢を保持するためにも働きます.姿勢が崩れていると,頭頸部が代償して身体のバランスを取ろうとするので,頸部の筋群の過緊張を招き,その結果として舌骨上筋群が嚥下ではなく姿勢保持に使われるために,摂食・嚥下障害の原因となることがあります[10].そのため,診療では頸部の筋の過緊張がないかどうかをみる必要があります.普段の診療から頸部の筋の触診に慣れておくことが,筋緊張の発見につながります(図11).

車椅子に乗っている患者さんでは,特に注意が必要です.車椅子は,体格と姿勢にあったものを使用できるとよいのですが,調節機能がない車椅子に無理やり姿勢を合わせている患者さんを多くみかけます.肘置きが低い車椅子では,患者さんが肘置きに合わせた姿勢をとるため,腰が前後左右に曲がっていることがあり,そのバランスを頭頸部で代償するために頸部が過緊張し

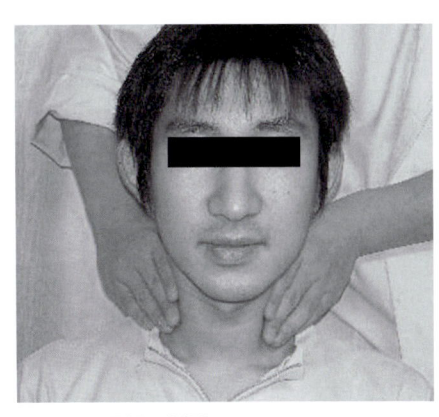

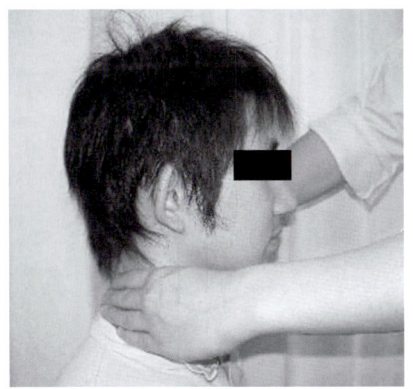

図11:頸部の触診
筋の過緊張がないかどうかをチェックする.

II 障害の評価法

てしまいます．もともと腰が曲がっている患者さんでは，頸部でバランスを保つように代償するため頸部に過緊張がみられます．そのような症例では頸を支えられるような機能がついた車椅子が理想です．少し姿勢を変えたり，頭を支えたりするだけで頸部の緊張が解け，摂食・嚥下機能が改善することがあります．

(5) 咳

健康であれば，誤嚥をしても抵抗力がありますし，何より力強く咳払いをすることによって誤嚥したものをほとんど出す（喀出）ことができるので，誤嚥性肺炎になることはありません．このように，誤嚥をしたとしても誤嚥物をしっかり喀出できることが誤嚥性肺炎を防止するために重要なのです．

上手に喀出ができない場合には，二つの原因が考えられます．一つは誤嚥をしても気づかない不顕性誤嚥を呈しているときです．これは嚥下造影や嚥下内視鏡検査でわかりますが，誤嚥のエピソードの有無，程度と発熱からある程度の推察は可能です．一般には，咳き込むことがあまりないにもかかわらず，風邪でもないのに熱が出て，その熱は1日程度で治まる，といった場合に不顕性誤嚥を疑います．

> むせのない誤嚥のこと．英語ではsilent aspirationといいます．

もう一つは，咳払いが弱いときです．弱い咳しかできない患者さんでは誤嚥物の喀出がうまくいきません．呼吸筋の筋力低下や呼吸器疾患，肺を圧迫するような姿勢になっていて肺活量が低下している患者さんでは，咳のときの呼気流量が少なくなるため，効率のよい咳ができません．また，咳は声門閉鎖により，声門下圧が高まった状態から，一気に声門を開放することで発せられます．したがって，声帯に麻痺があり声がかすれている症例では，声門閉鎖がうまくいかないために効率のよい咳ができません．臨床では，強く咳ができるかをチェックして下さい．

> 背中が曲がっていると横隔膜が押し上げられ，胸郭が広がりにくくなるため肺が圧迫されてしまいます．

(6) 呼 吸

十分な換気量で呼吸できることが，咳をするために重要です．加えて，呼吸は嚥下とのタイミングも非常に重要です．呼吸と嚥下のタイミングは，嚥下直後に呼気が出るのが理想です．そうすると，仮にうまく嚥下できずに気管内に食塊が入りかけたとしても，嚥下後の呼気で出せるからです．この呼

吸と嚥下のタイミングについては，頸部聴診法で判定できます．

5 食道期 (図12)

　食道期は，食道に入った食物を食道の蠕動運動と重力の作用で胃へと送り込む期です．食道期で問題になることがあるのは，胃食道逆流です．

(1) 胃食道逆流

　通常，胃に入った食物は食道に戻ることはありませんが，食道（特に下部食道括約筋，噴門部）の機能が悪いと「胃食道逆流」が起きることがあります．高齢者では自覚症状なく胃食道逆流が生じていることもあります．逆流が食道で止まっていればよいのですが，ひどくなると咽頭まで胃酸や食物が逆流してくることがあります．この逆流物を誤嚥することにより，誤嚥性肺炎を生じることがあります．

　摂食・嚥下障害がある高齢者では，唾液が少ない，唾液の嚥下がうまくいかない，嚥下回数が少ない，食事を口から摂らない，などといった症状が重なり，食道の機能が低下していることがあります．このような患者さんでは胃食道逆流の危険性が高くなっているので注意が必要です．特に，経管栄養の症例では，食道を使わなくなっているため食道の機能が低下しやすいといわれています[11]．経鼻胃経管栄養チューブは，噴門部の締まりを悪くするの

> 胃瘻や経鼻胃経管栄養など，口を介さずにチューブを介して消化管に食物（主に流動食）を入れる栄養摂取法の総称．経口摂食以外の栄養摂取法としては，この経管栄養と静脈栄養があります．

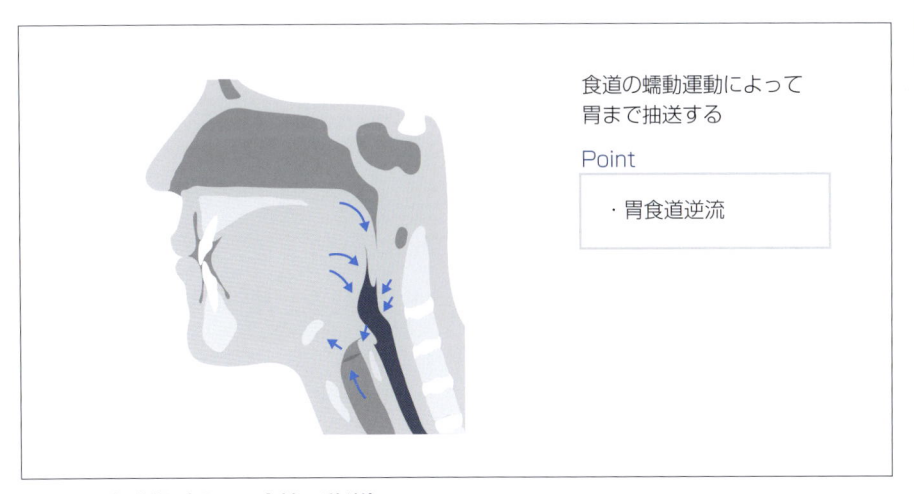

図12：食道期（胃への食塊の移送）

Ⅱ 障害の評価法

> 腹部の皮膚から胃にかけて「瘻」を造成し，そこにチューブを留置すること．チューブを介して流動食を直接胃に注入することで栄養摂取を行います．

で胃食道逆流の原因になるといわれていましたが，逆流は食道の機能低下により生じるため，噴門部にチューブが存在しない胃瘻の患者さんでも起こります．臨床では，嚥下障害がある症例すべてで胃食道逆流の可能性を疑って治療をすすめます．

検査

訪問診療では，設備や機器が限られるため，摂食・嚥下障害の検査の gold standard といわれる嚥下造影（VF：videofluoroscopic examination of swallowing）はできません．在宅や施設で行える検査には限界があります．ここでは，在宅・施設で施行可能な検査である頸部聴診法[12]と嚥下内視鏡検査[13]について説明します．ちなみに，頸部聴診法は，誤嚥のスクリーニングテストですが，ここでは診療の一環として行う「検査」として扱います．

嚥下内視鏡検査は，誤嚥の有無の診断にも有効であり，慣れてくると，嚥下造影ができる施設と遜色がない診断が行えます．ただ，頸部聴診法や嚥下内視鏡検査ができないからといって，診療が不十分になるかというと，そうではありません．摂食・嚥下機能の診療を行うときは，問診を詳しく行う，身体所見をとる，実際の食事場面を詳しくみるといったことで臨床所見を正しく把握することが最も重要です．検査所見ばかりに目を向け臨床所見をおろそかにするのは本末転倒です．

1 頸部聴診法[12]

頸部聴診法とは，食塊を嚥下するときに咽頭で生じる嚥下音ならびに嚥下前後の呼吸音を，頸部に当てた聴診器（図13）から聴取し，嚥下音の性状や長さ，呼吸音の性状やタイミングをもとに摂食・嚥下障害を判定する方法です．接触子は小型のものが扱いやすく実用的です．成人用の聴診器は大きすぎるので，乳児用か小児用が適しています．なお，検査食は，通常，患者さんの普段の食事や唾液を用います．

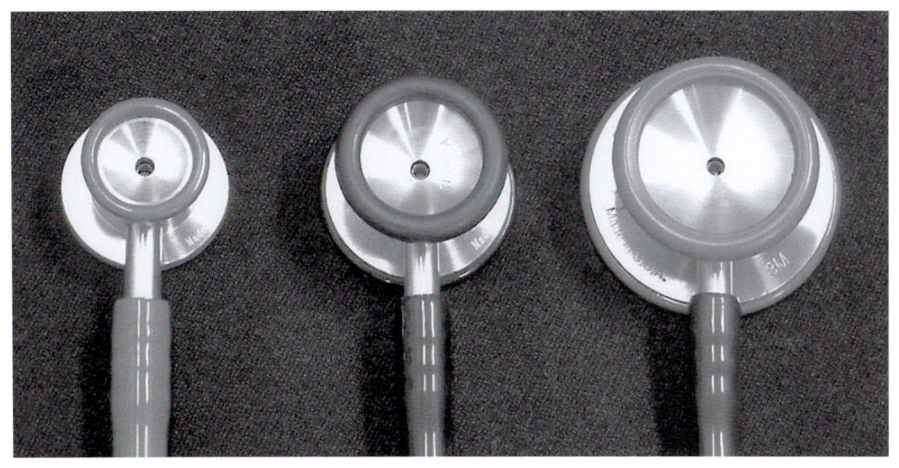

図 13：聴診器の接触子
左から乳児用，小児用，成人用．頸部聴診法には，乳児用か小児用が適している．

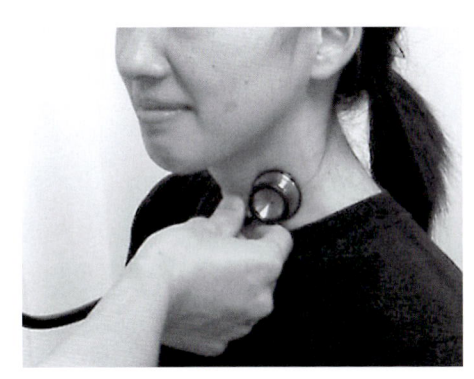

図 14：接触子の当て方
輪状軟骨より下方の気管外側上付近が理想とされている．

（1）検査方法

・接触子の当て方

　接触子が喉頭挙上を障害してはいけません．当てる位置は，輪状軟骨より下方の気管外側上付近（**図14**）がよいとされていますが[13]，頸部が屈曲した症例の場合には理想的な位置で聴取することが困難です．適宜，聴取できる位置を探して当てます．接触子が皮膚にフィットしていないと聴取できませんので，高齢者の聴診を行うときには接触子を当てる部分のしわを伸ばす，もしくはしわを避けて当てるようにします．

・咽頭クリアランスの診断（**図15**）

　頸部聴診で湿性音や嗽音，あるいは液体の振動音などの異常音が聴取された場合には，唾液や食物の咽頭残留，もしくは喉頭侵入，誤嚥を疑います．

英語では湿性音はwet sound，嗽音はgargling soundといわれます．この両者は臨床では大きな違いはありません．ともに水分が空気の流れにそよいだり，泡立ったりする音のことです．

食物や唾液は喉頭内に侵入していますが，声門上で留まり，声門下までは到達していない状態のことをいいます．声門下まで侵入すると「誤嚥」になります．

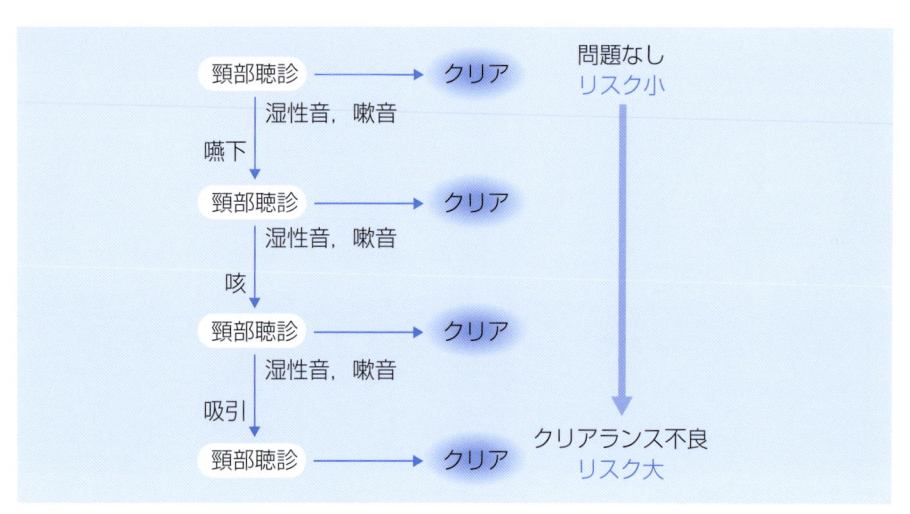

図15：咽頭クリアランスの診断のフローチャート

　異常音が聴取されたときには，嚥下や咳を指示したり，咽頭を吸引したりして，どうすれば異常音が消失するか（咽頭・喉頭に残留した唾液を除去できるか）を確認します．

　どうしても異常音が改善しない，また，いったん改善してもすぐに異常音が聴取されるような症例は，「呼吸音がきれいにならない症例」として診断し，誤嚥ハイリスク群として経過観察するのも一法です．

・食物の嚥下（**表1**）

　聴診器の接触子を頸部に当て，それから食物を嚥下してもらいます．嚥下前の呼吸音，嚥下音，嚥下後の呼吸音を聴診します．

　食物を口に入れてから嚥下が起こるまで，どれぐらい時間がかかるかをみます．時間が長くかかるときは，準備期の障害，口腔期の障害，嚥下反射の減弱を疑います．注意深く聞いていると，食物が咽頭に入った音が聴取されますが，咽頭に入った音がしてから嚥下音が聴取されるまで時間が長くかかるときは，嚥下反射の減弱，嚥下関連筋の筋力低下を疑います．

　一般に，長い嚥下音や弱い嚥下音，複数回の嚥下音が聴取される場合には，舌による送り込みの障害，咽頭収縮の減弱，喉頭挙上障害，食道入口部の弛

介護者に，誤嚥による発熱や肺炎を生じやすいことを十分説明し，定期的な体温測定，発熱時の対応（かかりつけ内科医の受診）等を指示しておく必要があります．

表1：食事時の頸部聴診のポイント

- 嚥下前の呼吸音
- 口に入れてから嚥下音までの時間
- 嚥下音
  （異常な嚥下音：長い，弱い，bubbling）
- 呼吸と嚥下のタイミング
- 嚥下後の呼吸音

緩障害などが疑われ，嚥下時に，bubbling音が聴取されたときには嚥下障害が疑われます．

嚥下音の聴取判定は非常に難しく，多くの経験が必要ですので，慣れるまでは過信しないことが重要です．

・呼吸と嚥下のタイミング

頸部聴診では，嚥下が呼吸のどの相で行われているのか，すなわち，嚥下後に呼気になるのか，吸気になるのかを知ることができます．理想的なのは，嚥下後に呼気が出ることです．そうすると，うまく嚥下できずに気管内に入りかけた食塊を，嚥下後の呼気で出せるからです．嚥下した後に呼気が出ることは，それだけでは障害がないことの十分条件ではありませんし，必要条件でもありませんが，嚥下に有利な条件であることは確かです．反対に，嚥下後に吸気が聴取された場合には，誤嚥のリスクありと考えられます．

2 嚥下内視鏡検査[13]

嚥下内視鏡検査（VE：video endoscopic evaluation of swallowing）とは，細い内視鏡を用いて嚥下時もしくは安静時の咽頭や喉頭を観察することにより嚥下機能の評価を行う検査です．最近，その有用性が知られるようになり，急速に臨床の場で広まりつつあります．

VEは，①嚥下の瞬間がみえない，②準備期がみえない，③内視鏡を鼻腔から通すため不快感がある，といった欠点もありますが，①嚥下造影（VF）のような被曝がない，②唾液貯留の観察が可能，③加工せずに実際摂取している食物を用いた検査が可能，④必要とする機器ユニットが小規模であり持ち運びが可能，といった多くの利点があります．特に④は在宅や施設での嚥下診療に非常に有利であり，電源さえあれば場所を選ばずに施行することができます．

VEの詳しい診断法等は他書に譲りますが，ここではおもに在宅や施設での有用性について説明します．

(1) 機 材（図16）

検査者1人が咽頭を観察する場合は，内視鏡本体と光源があれば，検査者が接眼部に目をつけて検査を遂行することが可能です．しかし，1回の観察

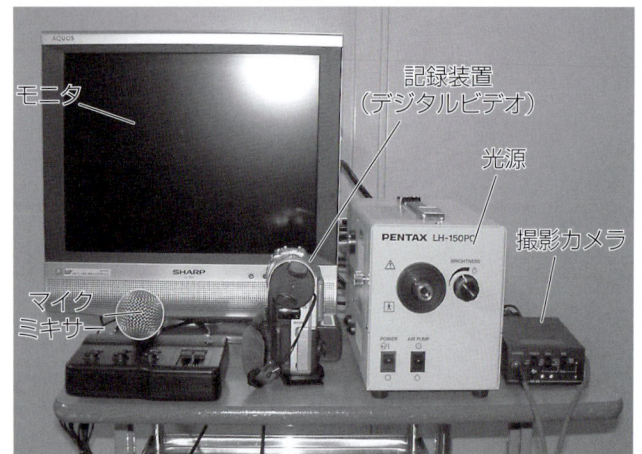

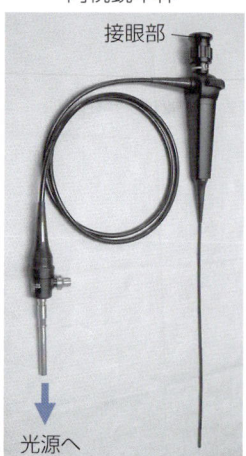

図16：訪問診療用内視鏡ユニット

① 内視鏡本体
　内視鏡の有効長は30 cmあれば十分であり，太さは4 mm以下であれば経鼻挿入可能である．市販されているものでは，鼻咽喉用のファイバースコープがVEに適している．
② 光　源
　咽頭や喉頭は暗いので，スコープ先端に光を供給するための照明．光源の光は，内視鏡のライトガイドを通して先端を照らす．
③ 撮影カメラ
　内視鏡の映像を記録したりモニター表示したりするための，内視鏡の接眼部に接続するカメラ．
④ 記録装置
　VEの映像を記録するための装置．デジタルビデオカメラは小さく軽いので，訪問診療に適している．
⑤ モニタ

で必要となる所見をすべてとることは難しく，症例や介護者に所見を説明することも困難です．したがって，実際のVEユニットは撮影カメラ，モニタ，記録装置を備えているのが望ましいでしょう．モニタと記録装置は，それぞれ独立していてもかまいませんが，ユニットを小さくしたいのであれば，記録装置をデジタルビデオカメラにして，そのビデオカメラのモニタをVEのモニタにすることも可能です．

(2) 検査の手順

① 内視鏡先端に，ゼリー状の局所麻酔薬をつける
　除痛効果というより潤滑効果が主目的です．
② 内視鏡を経鼻的に挿入する
　内視鏡は，中鼻甲介の下もしくは下鼻甲介の下を通すと鼻腔内抵抗を少な

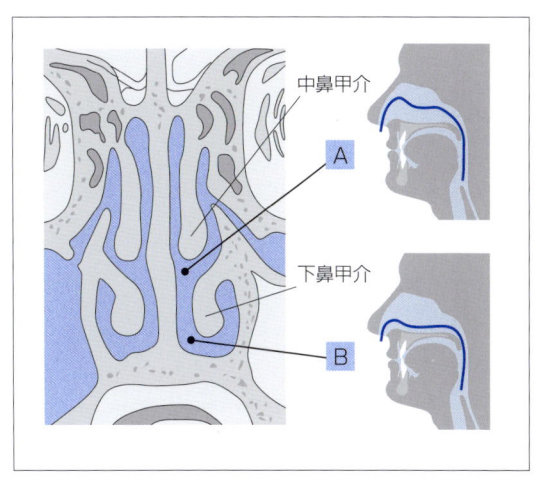

図17：内視鏡を通す部位
中鼻甲介の下（Ⓐ）か下鼻甲介の下（Ⓑ）を通す．

く通すことができます（図17）．違和感，不快感はどちらでもありますが，中鼻甲介の下は鼻腔粘膜の状態によって通らないことがあり，挿入に慣れが必要です．

③ 鼻咽腔（軟口蓋，咽頭側壁，咽頭後壁）を観察する（図18）

嚥下時に鼻咽腔が閉鎖していないと，食物が鼻咽腔を通って鼻腔に入ったり，嚥下時の咽頭内圧が低下して嚥下障害の原因になります．

④ 咽頭全体を観察する（high position）（図19）

舌根，咽頭，喉頭がみえるように内視鏡先端を位置させ，唾液の貯留状態を観察します．指示に従える症例では，「イ」や「エ」の発音を指示すると梨状窩が観察しやすくなります．動きに左右対称性があるかどうかを観察して咽頭部の麻痺の有無を判断します．

⑤ 喉頭，声帯を観察する（low position）（図20）

唾液の貯留，誤嚥の有無を観察します．ここでも「イ」や「エ」を発音してもらうとみえやすくなります．動きの左右対称性をみることも重要です．たとえば，片側の反回神経麻痺があると麻痺側の声帯の動きが悪くなります．

⑥ 実際に食物を摂ってもらい，そのときの咽頭，喉頭を観察する

VEでは，透明のものや粘膜の色に近いもの（赤）はみえにくいことがあります．暗色の食物も「影」にみえてしまうことがあります．白色や緑色のものが比較的みえやすいので，必要なときは食用色素などで食品に色をつけるとよいでしょう．

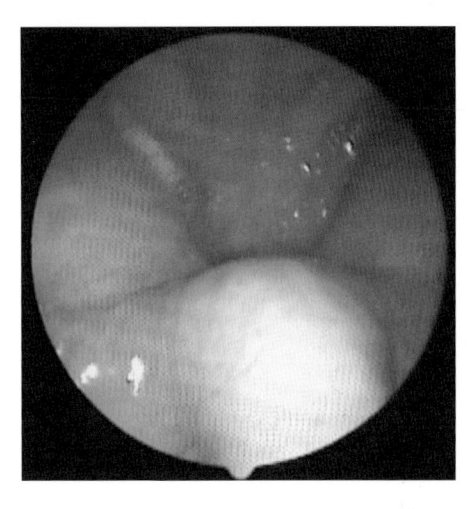

図18：嚥下時の鼻咽腔 VE 所見
鼻咽腔が完全閉鎖している．上が咽頭後壁，下が軟口蓋鼻腔側である．

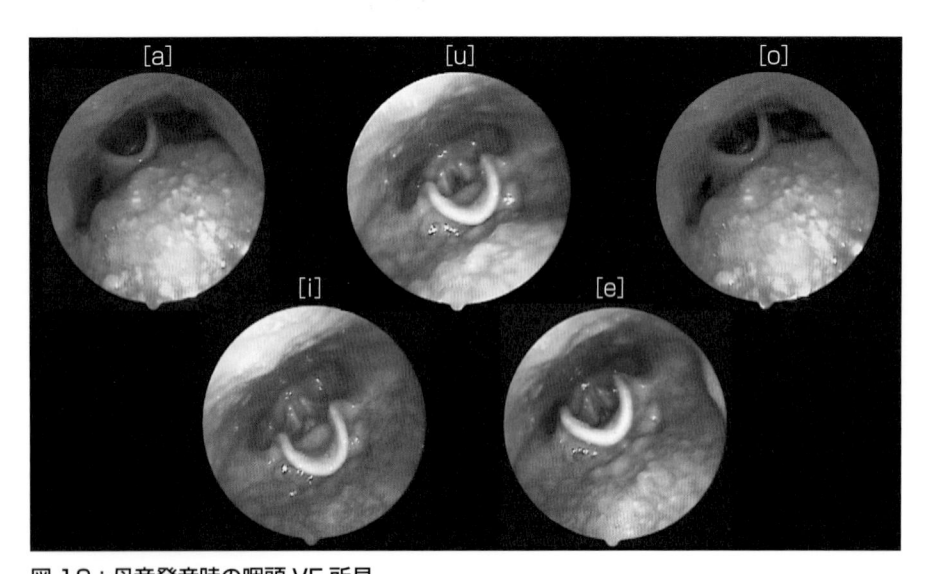

図19：母音発音時の咽頭 VE 所見
「イ (i)」か「エ (e)」を発音しているときのほうが咽頭腔がよくみえる．

　まず，high position の位置で，食物摂取時の舌根の動き，咽頭に流れてくる食塊の状態，どの位置に食塊がきたときに嚥下が起こるか，嚥下後に食塊が残留するかどうかを観察します．

　健常者では，食塊はほどよく唾液と混ぜ合わされて，均質な塊となって喉頭蓋に貯まっていきます．嚥下障害の症例で，口腔に障害があり食塊形成がうまくいかない場合には，食塊が不均質であったり，ばらばらになって咽頭に流れたりして誤嚥の原因になります（図21）．

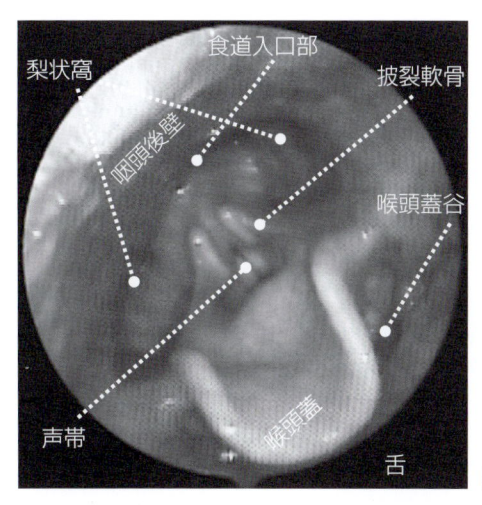

❹ 摂食・嚥下機能評価時の観察ポイント・検査

図20：High position のときの VE 所見

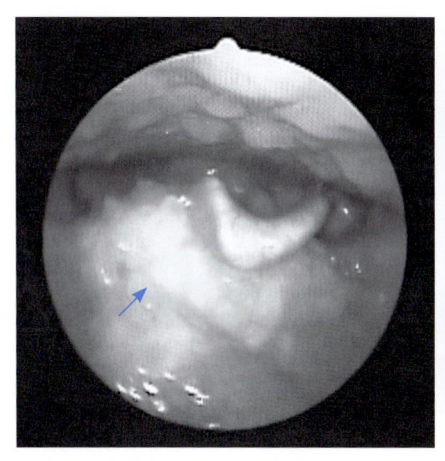

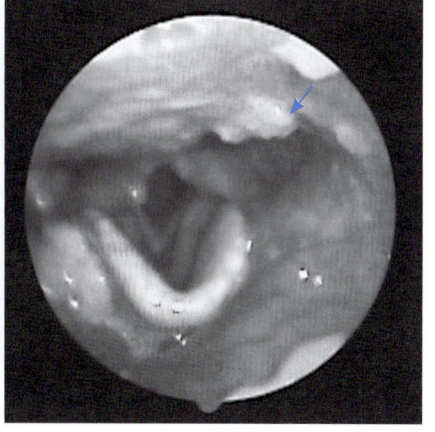

図21：米飯摂取時の VE 所見
左；健常者．食塊形成良好である．右；嚥下障害例．米飯が分散しており，食塊形成不良である．
矢印は米飯．

　嚥下の瞬間は咽頭に腔がなくなります．そのときは内視鏡の先端に軟口蓋，舌根，咽頭後壁あるいは咽頭側壁の粘膜が接するため，視野が消失（ホワイトアウト）します．嚥下が起こるときの食塊の位置は諸説ありますが，一般には梨状窩に食塊が入っても嚥下反射が起きないときは，嚥下反射の遅延を疑います．喉頭蓋谷の位置に食塊がある状態では，嚥下反射が起きなくても異常ではありません．
　嚥下後，食塊が咽頭に残留することがあります．それが大量であったり，ゼリーなどの嚥下しやすいものでも残留が認められた場合は異常と判断しま

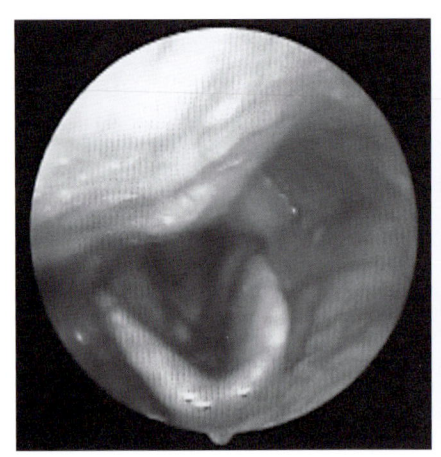

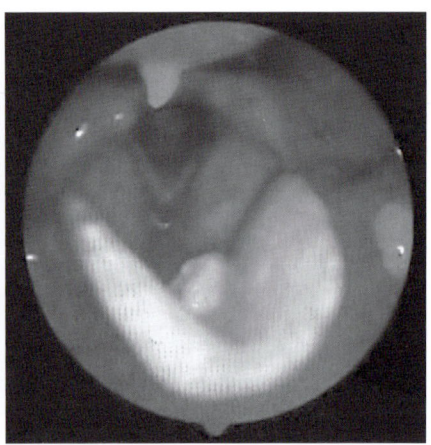

図22：嚥下障害例のVE所見（米飯摂取中）
左；声門下に米粒の侵入（誤嚥）を認める．右；喉頭蓋の内面に米粒の付着を認める．

す．指示に従える症例では，内視鏡で残留が観察されたときに喉に残っている感じがあるかどうかを質問します．残留があるのに，残留に気づいていないようであれば，咽頭の感覚異常を疑います．残留した食塊は，除去できるかどうか（嚥下するもしくは喀出する）が重要ですので，複数回嚥下や交互嚥下，咳を指示することによって，残留がなくなるかどうかを観察します．

⑦ **嚥下が終わってから，low position で観察する**

ここでは，喉頭侵入，声門下侵入（誤嚥）の有無を観察します（図22）．喉頭侵入や誤嚥があったときは，自発的なむせの有無，咳による排出の可否をみます．喉頭侵入や誤嚥があるのに，自発的なむせがない症例，排出がうまくできない症例は，経口摂取は危険と判断します．

(3) 嚥下内視鏡検査の合併症

VEは比較的安全な検査ですが，やはり慣れない術者が行うと疼痛や不快感を伴い，弊害を生じることがあります．

VEの合併症として鼻出血，声帯損傷，失神発作，アレルギーが報告されています（表2）．失神発作は迷走神経の直接刺激，もしくは緊張状態からくる自律神経系の不均衡により副交感神経優位になって起こる

表2：嚥下内視鏡検査の弊害
- 鼻出血
- 声帯損傷
- 失神発作
- アレルギー

4 摂食・嚥下機能評価時の観察ポイント・検査

といわれています．歯科治療に伴い迷走神経反射が生じたときに準じて対応します．アレルギーは局所麻酔や検査食で起こる可能性があります．これも歯科治療時にみられるアレルギーに準じて対応します．

　内視鏡検査で特有の合併症は，声帯損傷と鼻出血です．声帯粘膜は損傷しやすく，損傷の程度によっては不可逆性の嗄声をきたすことがあります．被検者が不意に動いたり，嚥下したりしたときに内視鏡先端が声帯を傷つけてしまうことがあります．特に声門下を観察しようとするときに危険性が高いので，内視鏡検査に習熟するまではあまり深い位置での観察は避けることが望ましいでしょう．鼻出血は，キーゼルバッハ部位でよくみられます．最も重要なのは鼻出血させないことです．内視鏡検査に習熟してください．ただし，手技に習熟していても，鼻腔の構造や出血傾向がある場合には鼻出血をきたすことがあります．そのときには，タンポンや圧迫法など適切な止血手技を施行できるようにしておきましょう．

> 不安や痛みが引き金となり，迷走神経が過剰に動く状態．悪心，めまい，顔面蒼白，徐脈，血圧下降などが起こります．通常は安静にしていれば数分で回復します．

> 「させい」と読みます．かすれ声のことです．

> 鼻入口部から1.5 cmぐらい入ったところの鼻中隔にある易出血部位．

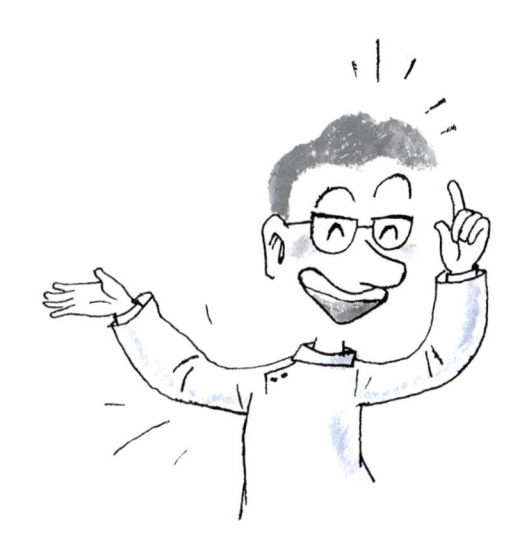

III

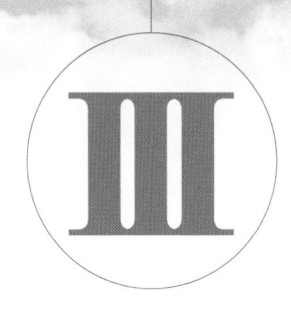

障害の対処法

5

食事介助・支援

訪問歯科診療では，訓練の指示を十分に守れないような患者さんなどが多くいます．この章では，こうした患者さんの介助・支援の方法について説明します．

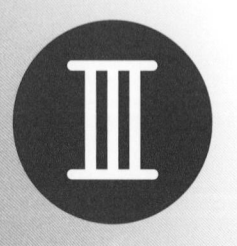

Ⅲ

障害の対処法

5 食事介助・支援

はじめに

　本書では,摂食・嚥下障害への対応を「嚥下訓練」と「食事介助・支援」に分けて考えます.嚥下訓練は,意思疎通ができる患者さんには有効です.しかし,訪問診療でよく遭遇する,意思疎通が困難な摂食・嚥下障害の患者さんでは,どうすれば食べられるようになるか,どうすれば食べやすくなるか等々,常に患者さんの立場に立って考えながら介助・支援を行わなくてはなりません.もちろん,意思疎通ができる患者さんでも,安全に食べ続けるためには介助・支援が必要なことが多くあります.ここでは,これを食事介助・支援とよびます.嚥下訓練が機能を高めることを目的としたアプローチであるのに対し,食事介助・支援は今ある機能を活かすアプローチです(図1).

　一般の歯科治療とは異なり,食事介助・支援では処置を伴わないことが少なくありません.食事介助・支援で必要なことは「観察」と「指導」です.この2点について具体的にどのように対応していくのか,次節以降,便宜上「嚥下の5期」に分けて考えていきます.

嚥下訓練	食事介助・支援
意思疎通が必要	意思疎通がなくても可能

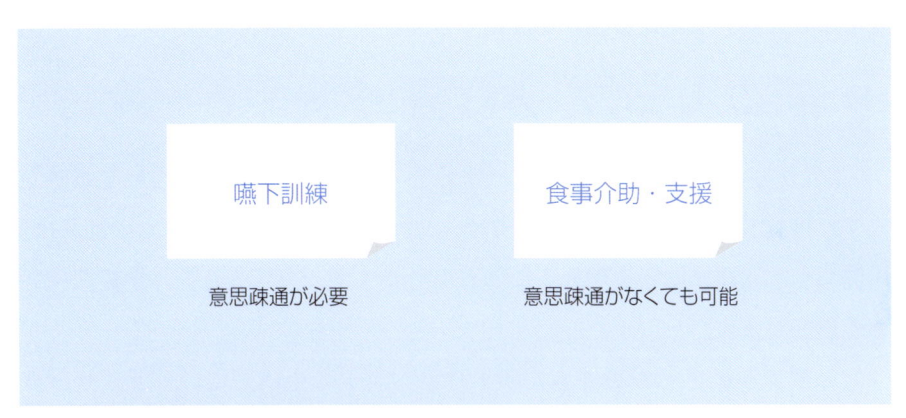

図1:障害評価後のおもな対応
厳密な区分けはできないが,意思疎通が可能な症例に適用できる「嚥下訓練」と,意思疎通ができなくても可能な「食事介助・支援」に大きく分けられる.

Ⅲ 障害の対処法

先行期

1 食事の時間帯

　体調が悪いときには摂食・嚥下機能が低下し，嚥下に時間がかかり，体調がよいときは摂食・嚥下機能も良好で，短時間で食事が終わるような患者さんがいます．このような患者さんでは，体調がよい時間帯に栄養のあるものを摂って栄養摂取量をかせぐことが有効です．特に摂食・嚥下障害のために低栄養となっている患者さんに対しては，「調子のよい時間帯はいつ頃だろうか」という視点で診察する心構えが必要です（患者さんそれぞれのサーカディアンリズム（後述）は違うので一概にはいえませんが，高齢者は朝の経口摂取量が多い傾向にあるという報告もみられます[1]）．

2 食事に要する時間

　食事中に，だんだんと食事摂取のペースが落ちてくる患者さんがいます．そのような場合は，患者さんが食事に疲れてしまっていることがあります．そこで，1回の食事時間を短くして，間食で必要栄養量を補う，少量で高カロリーな食事にするよう指導します．食事時間が長い患者さんに対しては，食事に疲れていないかどうかを評価します．

3 サーカディアンリズム

　「食事」を考えるときには，サーカディアンリズム（日内変動）を考慮します．摂食・嚥下障害の患者さんでは，このサーカディアンリズムの乱れは，口腔期や咽頭期に影響を与えることもありますが，特に先行期，準備期に大きく影響します．

　認知機能が低下した患者さんが1日中ベッドで生活していると，サーカディアンリズムはどんどんずれていきます．それに加えテレビなどの視聴時間，入浴時間のずれなどでサーカディアンリズムが乱れていると，「不眠（正確には寝なくてもいいときに寝て，寝るべき時間帯に眠れていない）」という症状が現れます．そういう患者さんには，入眠剤や睡眠薬が処方されますが，サーカディアンリズムの乱れを考慮することなく処方されると，薬剤がかえってリズムを乱してしまうことがあります．

　患者さんを取り巻く環境やマンパワーに制限がありますので，ベッド上の

生活，テレビ，入浴，投薬などの問題すべてを一度に改善することは困難です．「昼間は日の当たるところに行きましょう」，「夜はテレビをつけっぱなしにしないように」と，介助者や家族の負担なくできること，続けられることから指導するとよいでしょう．

4 食事時の環境

　食事は，「家族や友人と話をしながら」，「テレビを見ながら」食べるのが楽しいものです．しかし，このような「ながら食べ」は，摂食・嚥下障害の患者さんでは危険を招く可能性があります．Think swallow（嚥下の意識化）に象徴されるように，集中したほうが良好に嚥下できるのです[3]．ただ，誤嚥の危険性がなく，栄養も十分摂れている患者さんに「ながら食べ」を禁止するのは楽しみを奪うことになりますので，嚥下・栄養摂取状態の重症度を的確に診断し，バランスをとることが重要です．

5 口腔ケア （p.116 参照）

　先に述べたように，摂食・嚥下障害の患者さんでは，調子が悪かったり，サーカディアンリズムが乱れていたりすると，眠たいときが食事の時間になることがあります．摂食・嚥下障害の患者さんでは，傾眠傾向にある状態での食事は誤嚥のリスクを高めます．

　このような症状の改善には，食事前の口腔ケアが有効です．われわれが，ガムを噛んだり歯を磨いたりすると眠気が覚めるように，傾眠傾向にある患者さんに対しても，口腔内を刺激することによって目覚めさせてから食事を始めるようにします．また，食事前の口腔ケアは，刺激だけでなく準備運動として，嚥下の前に関連する器官の準備効果が期待できます．

6 食事時の姿勢

　施設では特に，車椅子に乗ったまま食事を摂ることが多いと思います．そこで重要なのが，車椅子とテーブルの関係です．テーブルが低いと車椅子のアームレストが当たってしまい，テーブルの下に車椅子を入れることができません（図2）．その結果，テーブルより離れた位置に座らなければならず，食器から口までの距離が広がってしまいます．

Ⅲ 障害の対処法

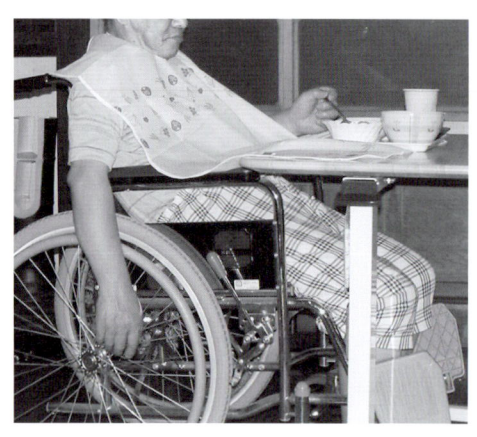

図2：車椅子とテーブルの不適合
肘置きがテーブルに当たるために，テーブルと口とが遠く離れてしまう．このような状態では食べこぼしが多くなる傾向にある．

　食器まで距離があると，食事の際に腕が伸びた状態になるため，非常に食物をすくいにくくなります．仮に食物をすくえたとしても，腕が伸びきった状態で食物をすくい口まで運ぶのは非常に高度な運動技術が必要です．車椅子とテーブルの位置を近づけたり，テーブルを高くするなどで対応します．

7 食器の選択

　私たちが日常で何気なく使っている食器でも，高齢者では使い勝手が悪い場合があります．上肢の運動に障害がある患者さんでは，底が深いお椀は食物をすくうときに手首を返さなければならないので上手にすくえません．すくえたとしてもこぼしてしまうことが多く，これに前に述べた食器から口までの距離が遠いという条件が重なると，食べこぼしは必至です．「食べこぼしが多い」という患者さんに対しては，すぐに自食を中止するのではなく，食器や姿勢を工夫して，環境を整えます．

　スプーン：在宅で多いのが，大きすぎるスプーンを使っている患者さんです．一般には，一口量が多くなりすぎず，口唇で取り込みやすく，すくう部分全体が口のなかに入るようなスプーンが選択できるとよいでしょう．ただし，例外がありますので，いろいろな大きさ，深さ，材質のスプーンを試して，効率よく摂取できるものをみつけます．

　腕や手に麻痺があると，食物をスプーンですくって口まで持っていくのも一苦労です．自力摂取が可能な患者さんでは，スプーンの把持部を太くしたり，角度をつけたりすると食べやすくなることがあります．いろいろなタイ

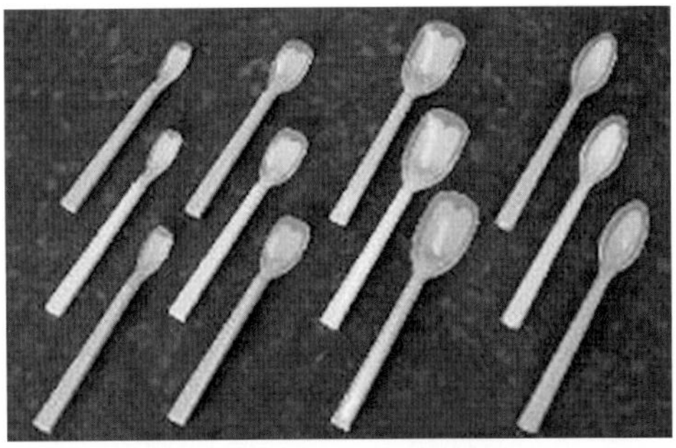

図3：市販されている嚥下障害患者用スプーン
（アビリティーズ・ケアネット株式会社）

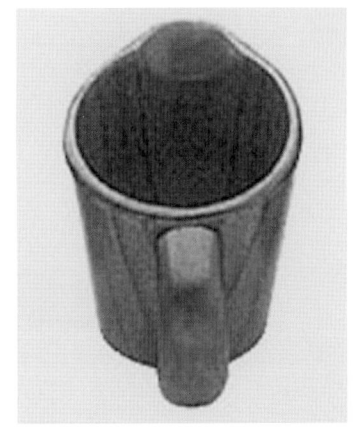

図4：市販されている嚥下障害患者用コップ

プのスプーンが市販されていますので，試してみるとよいでしょう（図3）．

　コップ：摂食・嚥下障害の患者さんは，水分摂取のときに誤嚥することが多いので，コップの選択には注意が必要です．一般に顎を引いた状態のほうが誤嚥しにくいので，頸部前屈姿勢で飲めるように工夫してあるコップが誤嚥防止に有効なことが多くあります．飲むときに鼻が当たる部分を切り取ったコップや，「すいのみ」タイプのコップが市販されています（図4）．その他，顎が上がらないように鼻が当たらない口の広い浅いコップを用いる，コップの中身が減ると顎が上がるので中身が減ったら飲まない，といったことがあげられます．ストローを使うと下を向いたまま飲めるので，可能であればストローを使って飲むのも一法です．

　皿：自力摂取が可能な患者さんでは，皿の形態も重要です．手や腕に麻痺がある患者さんでは，手首を返さなくていいように，浅い食器が望ましいでしょう．すくうときにスプーンを当てる「壁」がついている食器だと使いやすくなります（図5）．

Ⅲ 障害の対処法

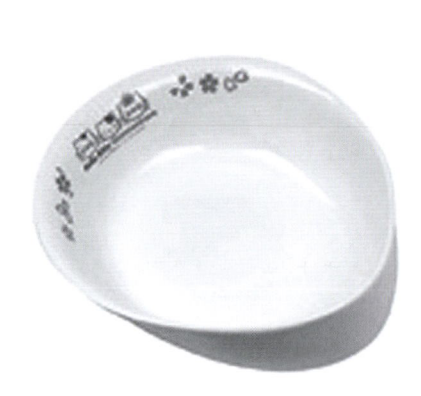

図5：市販されている片側麻痺患者用の食器

準備期

1 マッサージ（図6）

　口腔内を刺激して感覚を鋭敏にしたり，あまり動かしていなかった筋に刺激を与えることで緊張感を上げたりすることを目的とします．方法の詳細は他書に譲りますが，食事前の準備運動としてマッサージを行うと，口の動きがよくなり，食事時間が短縮されることもあります．舌に力が入っていなかった患者さんでも，舌を押して刺激し続けることで舌に力が入るようになり，嚥下機能もよくなることがあります．

　また，過緊張がある場合も，リラクセーション効果をねらってマッサージすることがあります．特に舌や口唇の過緊張は，摂食・嚥下障害の原因にな

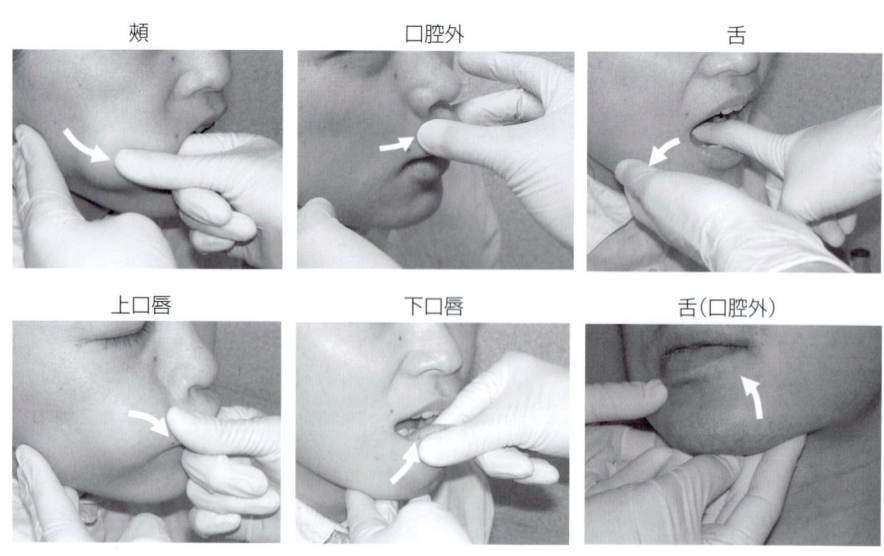

頬　　　　　　　口腔外　　　　　　舌

上口唇　　　　　下口唇　　　　　舌（口腔外）

図6：口腔マッサージの一例
これらにこだわる必要はなく，患者に合った負担のない方法，施行時間を指導することが必要である．

るため，振動を加えつつ緊張をほぐすようにマッサージします．マッサージは即時効果がないことが多いので，根気よく続ける必要があります．

2 口腔ケア

口腔ケアにはいろいろな定義や考え方がありますが，食事介助・支援の観点では，マッサージと同じく「口腔内を刺激する」ことを目的とします．また，これは咽頭期の話になりますが，口腔ケアによって咽頭の嚥下反射を誘発する物質（サブスタンス P）の濃度が上昇するという報告もあります[6]．

3 歯科治療

歯が痛くては，咀嚼はままなりません．不適合な義歯でも同様です．摂食・嚥下障害の患者さんに対して歯科治療を行うときには，「嚥下治療を行っている」という意識が必要です．

認知症の患者さんでは，意思疎通が困難なことがあるため，歯科主訴の把握が困難なことがあります．「食べるのが遅くなった」，「食べる量が減った」という背景に歯科疾患が隠れていることがあります．摂食・嚥下障害の原因となる歯科疾患をみつけ出して治療することは，広い意味での食事介助・支援といえます[7]．

4 食事の温度

準備期に限った話ではありませんが，摂食・嚥下障害の患者さんでは，食物の温度が"ひとはだ"に近いと，感覚入力が弱いので嚥下を誘発しにくいといわれています．温かいものは温かいまま，冷たいものは冷たいままで食べられることが理想ですが，なかには温かいものをまったく受け付けなくなったり，冷たいものは嫌いであったり，患者さんの好みもあり，それらを加味して食事の温度を決定します．

5 食事の味付け

高齢になると，味覚が鈍くなるという報告があります[4]．甘味については嗜好もかたよっていくようで[5]，たとえば，私たちが「甘くて食べられない」と感じる食物を，「おいしい」といって食べている患者さんをよくみかけま

す．逆を考えると，私たちが「ちょうどよい味」と感じているものを，高齢の患者さんは「味がしない，まずい」と感じているのかもしれません．味付けを濃く，特に甘くすると経口摂取量が増えることがよくあります．また，好きなものは誤嚥なく食べられるものの，好きでないものは誤嚥してしまうという患者さんもいます．栄養面もさることながら，患者さんの嗜好に合わせた食事を提供することも考慮します．

6 食形態の決定

施設では，いろいろな形態の食事が提供されますが，ある施設で食形態の選択基準を聞いたところ，「普通食でむせたのできざみ食にしている」「歯がないからきざみ食にしている」「年齢が高いから何となくペースト食にしている」といった答えが返ってきました．選択にあたって，機能評価にもとづいていないことが往々にしてあるようです．

安全に嚥下できるかどうかは，いかに上手に食塊形成ができるか，すなわち口腔機能に負うところが大きいのです．口腔機能の評価にもとづき，「どのような形態の食物であれば，飲み込みやすい食塊となって咽頭に送り込まれていくか」を考えて食形態を決定する必要があります．ですから，口腔機能の評価は訪問歯科診療で非常に重要なポイントになります（図7）．

7 義歯使用者に対する注意 (表1)

歯科医療者以外は，義歯の良否を判断することができません．「義歯が入っていれば何でも噛める」と信じている患者さんや介助者も少なくありません．義歯の状態をみて，患者さん本人や介助者に説明し，その義歯に応じた食形態を提案する必要があります．

一般に義歯の患者さんは，食品を咬合面で押しつぶすことは比較的得意ですが，繊維性の食品を噛み切るのは苦手です．また，こんにゃくやかまぼこなどの弾性の高いものを小さく噛み切るのも苦手です[8]．摂食・嚥下機能に問題がない場合は，ある程度食品の繊維や塊が残っていても嚥下することが可能ですが，摂食・嚥下機能が低下した場合は誤嚥や窒息の原因となります．摂食・嚥下障害で義歯を装着している患者さんでは，食べやすいように工夫する必要があります．

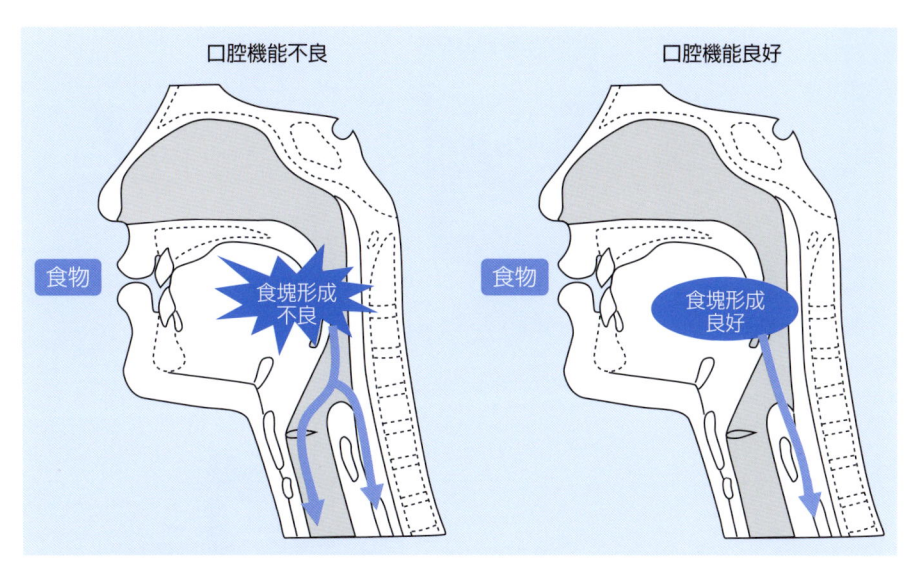

図7：口腔機能が誤嚥に与える影響
咽頭の機能が同じでも，口腔機能の状態によって誤嚥の有無が左右されることがある．いいかえると，口腔機能を改善することによって，誤嚥を防止することができるということである．また，口腔機能を適切に評価して，口腔機能にあった食形態を決定することが誤嚥防止につながる．

表1：義歯使用患者さんが苦手なもの

- 硬いもの・弾力のあるもの；食パンの耳，イカ，タコ，かまぼこ，こんにゃく
- 繊維の多いもの・薄いもの；葉野菜，海苔
- つぶのあるもの；ゴマ，いちご
- 粘着性のあるもの；もち，キャラメル

8 増粘剤の使用 (図8)

　増粘剤の使用は，水分摂取時やばらばらになる食事では特に有効です．増粘剤の種類によって，また食事の内容や温度によって，とろみのつき方が異なります．増粘剤の特徴をよく知ったうえで使用するように指導しましょう．

　ただし，増粘剤にも欠点があります．入れすぎると口腔や咽頭に貼りつくため，かえって飲み込みにくくなります．特に口腔や咽頭腫瘍術後の患者さん，麻痺のある患者さんでは，嚥下関連器官の可動域制限があるために残留しやすいので，注意が必要です．また，咽頭残留がみられる患者さん，口腔乾燥症の患者さんでは，残留した増粘剤が口腔や咽頭で乾燥して固まってしまうことがあります．最悪の場合は，それが原因で窒息する可能性もあるので注意しましょう（図9）．

Ⅲ 障害の対処法

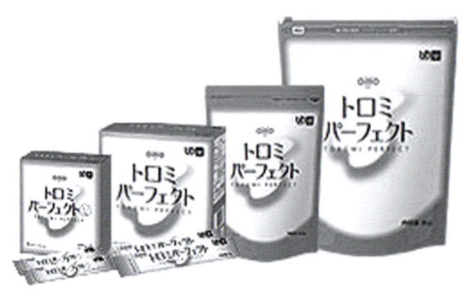

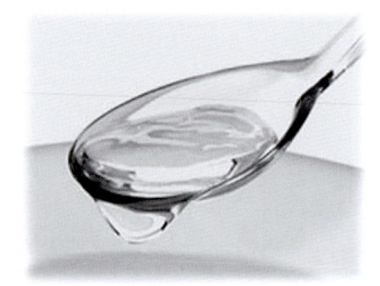

図8：増粘剤（トロミパーフェクト）

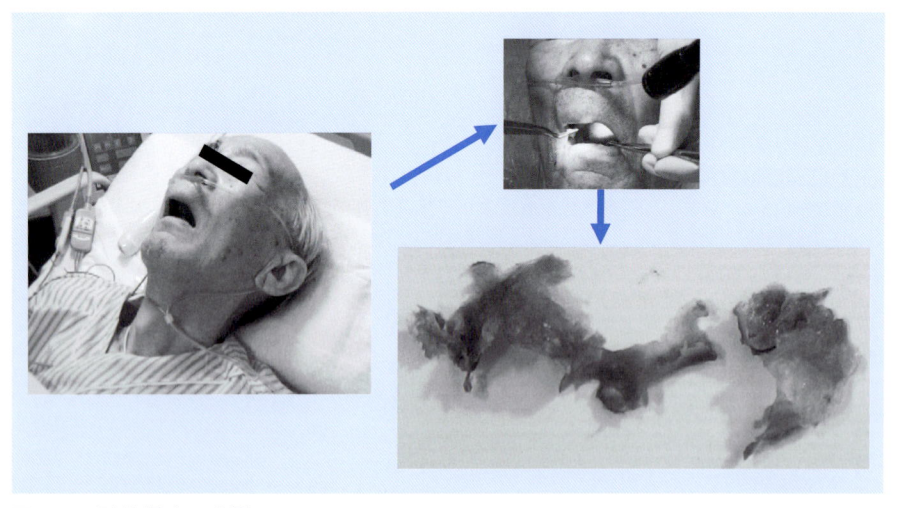

図9：口腔乾燥症の症例
剥離上皮や喀痰に混ざって，固まった増粘剤が口腔内に張り付いていた．摂食・嚥下障害で口腔乾燥症がみられる症例では，口腔内で乾燥して固まった増粘剤が窒息の原因となることがあるので注意する．

9 口腔乾燥症への対応

　口腔乾燥症を改善するには，唾液分泌を促すために唾液腺を含めた口腔内外のマッサージが有効だといわれています．全身的には，水分摂取が問題なくできているかどうかが重要です．摂食・嚥下障害者では，むせるからという理由で水分摂取を避けていることがあります．そのような患者さんでは，安全な水分摂取法を指導することが口腔乾燥の治療になることがあります．唾液分泌を促進する薬剤もありますが，全身状態等から考えると摂食・嚥下障害者には積極的に用いることができるものではありません．また，局所の対応としては，湿潤剤や人口唾液がありますが，これらは食塊形成のために

はあまり有効ではありません．食事の工夫，介助で対応するのが実際的です．口腔乾燥症の患者さんで，口に入れてから嚥下まで時間がかかる，咀嚼途中に口のなかをみたとき食物がばらけている，嚥下後に食物が口のなかに貼りついている，といった症状がある場合は，水分を含んだ滑りのよいまとめやすい食品にする，もしくは交互嚥下で口腔や咽頭の残留を減少させるといった工夫が必要です．

10 一口量

一般に，誤嚥する患者さんでは一口量は少ないほうが安全だといわれています．一方，食物が口に入ったことを認識しないと，つまり，しっかりとした量が口に入らないと嚥下が惹起されないので，一口量は多いほうが効率よく食事ができます．しかし，実際の臨床では例外も存在し，一概にはいえません．それぞれに対し適切な量を把握し対応します．

11 食事の介助

過度の介助は，廃用萎縮を招く可能性があります．患者さんが「できないところ」に関してのみ介助するのが理想的です．

口腔や咽頭の片側に運動や感覚の麻痺がある患者さんの場合は，麻痺がないほうに食物を入れます．感覚に麻痺があると，食物があるのかどうか，入ってきたのかどうかがわからず，嚥下反射も起こりにくくなります．運動の麻痺があると，食物があっても，うまく処理できず，送り込みも困難になります．リクライニング位で食事をしている場合には，クッションや枕などで麻痺側を少しでも上になるように持ち上げておくと，麻痺側に食物が流れていきにくくなります．

口腔期

III 障害の対処法

　口腔期の障害は,「先行期」,「準備期」の節で説明した介助を行うことで,改善することも多くあります.そこで,ここでは特に口腔期に関係の深い食事介助・支援のみを説明します.

1 リクライニング

　リクライニングは,気管に食物が入るのを防ぐ目的で用いられることがあります.また,口腔から咽頭への送り込みを補助する作用もあるので,口腔に食物をとどめてしまって,なかなか飲み込まない患者さんで有効なこともあります.送り込みを補助する場合は,角度が30〜45度程度になるので,自食や咀嚼を要する食事は困難になります.また,水分のような流れが速すぎる食物は,一気に咽頭に流れ込んでしまい誤嚥の原因になることがあるので,リクライニングの姿勢をとるときはとろみがついた食物やゼリーのほうが安全です.

2 嚥下を促す介助

　食事に時間がかかる患者さんのなかには,口腔に食事をとどめてしまって,なかなか飲み込まないといった症状を呈する方がいます.もちろん,先行期や準備期で説明した方法が有効なことも多いのですが,口腔や頸部を手指で刺激することにより食塊が送り込まれ,嚥下反射が誘発されることがあります.具体的には,舌を手やスプーンで押さえる,喉頭付近を手指で上下にさする,といった方法などがあります.刺激方法は患者さんごとにまちまちであり,理論的になぜ嚥下が誘発されるのかを説明できない方法もあります.診察の場面で,嚥下誘発刺激方法をみつけられるといいのですが,限られた診察時間内ではなかなか困難です.介助者が自然と効果的な方法に気づいている場合もありますので,介助者からそれを聴取し,他の介助者全員に徹底するということも重要です.

咽頭期

5 食事介助・支援

前述したように,「嚥下」は一連の流れなので,咽頭期は先行期,準備期,口腔期の影響を大きく受けます.すなわち,咽頭期に障害があった場合には,これまでに説明した先行期,準備期,口腔期に対する食事介助・支援に加えて,ここで説明する食事介助・支援が有効になります.

1 頸部の緊張の改善

「4. 観察ポイント・検査」(p.34参照)で説明したように,頸部が緊張していると,喉頭挙上運動やスムースな嚥下が障害されます[9].ひどい場合には誤嚥の原因となります.したがって,頸部の過緊張を取り除く必要があります.

頸部の緊張緩和には,全身の姿勢を改善する必要があります.特に車椅子はヘッドレストがついていないものが多く,そのような車椅子に座っている患者さんでは,頭部を垂直に保つため,頸部の異常な緊張がみられることがあります.そのような場合,ヘッドレストで頭部を支えると頸部の過緊張が解消されます.また,体幹の姿勢保持が難しい患者さんは肘で体幹を支えることが多いのですが,車椅子の肘置きが患者さんに合っていないことが多く,肘が置けなかったり,肘を置くために腰を曲げたりして姿勢が崩れ,その結果,姿勢の崩れのバランスを頸で取るために頸部が緊張していることがあります(図10).したがって,そのような場合は,肘置きを適切な高さ,位置にすることで頸部の緊張も緩和されることがあります.

患者さんのなかには,長年の緊張のため,ヘッドレストなどを用いても頸部の緊張が緩和されない方もいます.そのときは,即効性は期待できませんが,頸部のマッサージ,頸部可動域(ROM)訓練が有効になります.

2 頸の角度

訓練に通じるところがあり,詳細は割愛しますが,食事時の姿勢として頸部が前屈位になっていると誤嚥のリスクが減るといわれています.患者さん自身の意思で動ける場合は,嚥下のときに頸部を前屈するように指示します.自身の意思で動けない患者さんの場合には,枕やヘッドレスト,クッションなどを利用することで,頸部前屈位をつくり出します(図11).

Ⅲ 障害の対処法

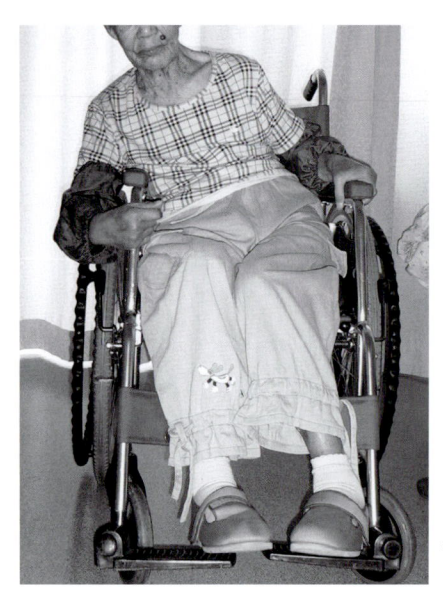

図10：車椅子の肘置きの位置，形状が不適切な症例
姿勢バランスの崩れを頸で補整するために，頸部に過緊張がみられる．

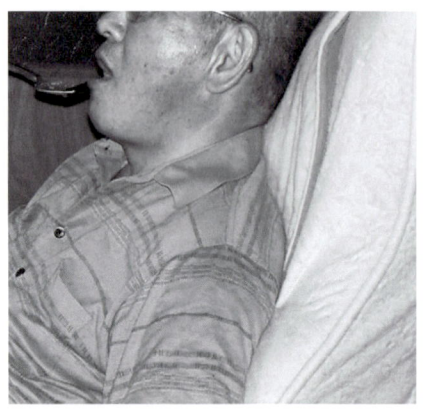

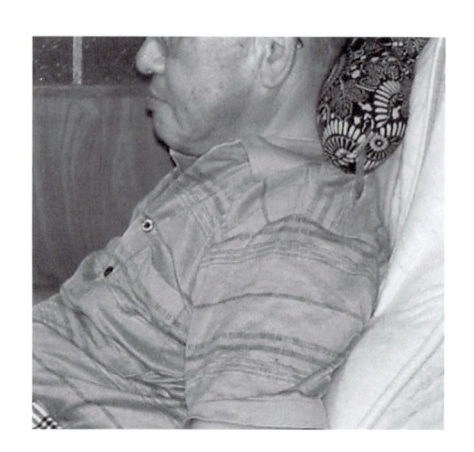

図11：頸部前屈位
自分で頸部前屈ができない症例では，枕などを工夫することで自然に頸部前屈位がとれるようにする必要がある．

3 食事時の姿勢

　「口腔期」の節でも説明しましたが，リクライニングが誤嚥防止に有効なことがあります．気管が前で食道が後ろにあることから，リクライニングは口から直接気管内に食物が入るのを防ぎます．
　片側性麻痺の場合には，「準備期」の節で説明したように，麻痺のない側を使って嚥下するほうが誤嚥のリスクが減ります．60度ぐらいのリクライ

ニング位にして，麻痺側の背中にクッションや枕を入れることにより麻痺側を高くして，食物が麻痺のない側を流れるようにします．

4 口に入れるペース

食事が全介助となっている場合，注意しなければならないのが食物を口に入れるペースです．介助者は，ついペースが速くなりがちです．ペースをゆっくりにすることで，誤嚥の危険性を減らすことができます．食事を介助するときは，患者さんが嚥下したことを喉頭挙上の視診や触診で確かめてから次の食物を口に入れるようにするのが理想です．なかには口に入れる量が少ないと，感覚刺激が足りず誤嚥してしまう場合があります．そのときは，準備期の「一口量」を参照して下さい．

5 食品を食べる順番（交互嚥下）

咽頭に残留したものを，異なる食形態のものを嚥下することで除去する方法を「交互嚥下」といいます（**図12**）．咽頭に残留したものは，吸気で気管内に吸い込まれて，誤嚥の原因になります．咽頭の食塊残留の有無はVEやVFでなければわかりませんが，舌の筋力が低下している，嚥下後しばらくしてからむせる，咽頭からラ音が聞こえる，といった場合に咽頭の残留を疑

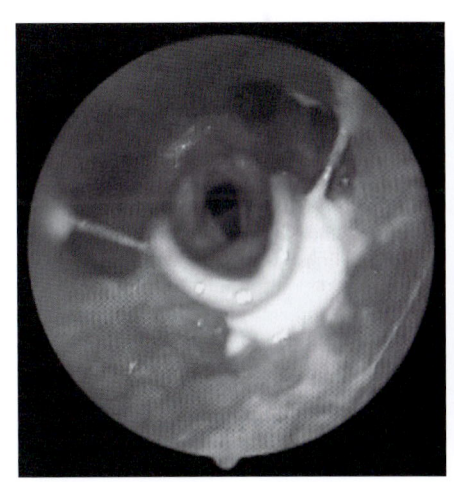

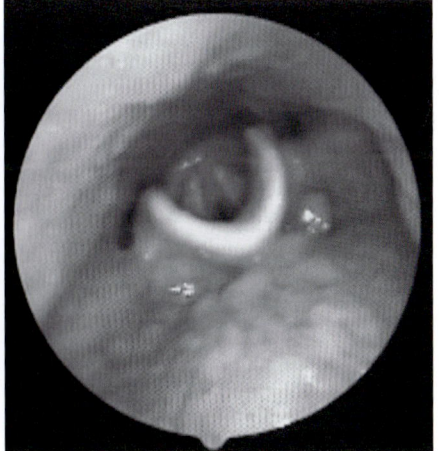

図12：パン摂取直後のVE所見
左；左側の喉頭蓋谷に残留を認める．右；左の画像に続いてゼリーを摂取した後のVE所見．残留物はなくなっている．

います．そういった患者さんは「咽頭残留がある人」として，日頃の食事でも交互嚥下を意識して行うとよいでしょう．

交互嚥下のポイントは，飲みやすい「キーとなる食品」を探しておくことです．誤嚥の心配がない患者さんではお茶や味噌汁，誤嚥のある患者さんでは，とろみをつけたお茶や味噌汁，お茶ゼリーがキーとなる食品であることが多いようです．

食道期

在宅や施設において食道期が問題になることはあまりありません．しかしながら，摂食・嚥下障害に伴う胃食道逆流についての知識と対応法が必要なことはあります．

1 胃食道逆流

胃食道逆流とは，胃酸やいったん胃の中に入った食物が，胃から食道に逆流することです．その結果，食道に炎症を起こし，臨床的には胸焼けや胸痛の原因になります（**表2**）．さらに咽頭や口腔まで逆流することがあり，咽頭や喉頭の炎症，逆流物を誤嚥することによる誤嚥性肺炎を引き起こすことが知られています[10]．

表2：胃食道逆流の症状

- 胸焼け
- 呑酸
- 慢性咳嗽
- 嗄声
- 喘息様症状
- 咽頭違和感
- 咽頭痛
- 胸痛
- 耳痛

摂食・嚥下障害者では，嚥下の頻度が下がること，食道の機能が低下することなどにより，胃食道逆流の頻度が上がっていると考えられます．実際，注入して時間が経っているのに口から栄養剤のにおいがする患者さんがいます．このような患者さんでは胃食道逆流を疑います．

胃食道逆流には，内科的な治療や外科治療もありますが，消化管を動かすこと，嚥下頻度を上げることが，その防止につながります．嚥下訓練適応の患者さんでは，嚥下訓練が胃食道逆流の治療になります．指示に従えない患者さんでは，食後座位を保つことが防止につながります．目安は30分といわれており，30度のリクライニング位でも効果があるといわれていますが，

実際の臨床では，その患者さんの全身状態や胃食道逆流の重症度などのバランスで決定して下さい．

6

摂食・嚥下訓練

嚥下訓練にはさまざまな方法があります．患者さんに適用する場合には"あれもこれも"ではなく，なるべく効率的で実施可能なメニューを設定するとよいでしょう．

III

障害の対処法

訪問下での訓練までの流れ

❻ 摂食・嚥下訓練

　摂食・嚥下障害の患者さんでは，多くの場合，機能を改善するために訓練が必要となります．訓練を行うに際し，最も重要となるのは評価です．そこで，3章「問診・スクリーニング」で触れたスクリーニングなどを行い，その結果に基づいて，まず安全かつ十分に経口摂取できる状況が確立できるかどうかを考えます（**図1**）．安全な経口摂取を確立するための工夫は，本章の前後の章に紹介していますのでここでは割愛しますが，食形態を変えるだけでなく，どのように介助すれば安全か，どのような食べ方をすれば安全かなどを多面的に考える必要があります．また，たとえばごく少量のゼリーを一口ずつゆっくり食べれば安全であるという患者さんの場合，口からだけでは十分に栄養が摂れるとは考えられません．このような症例に対しては，濃厚流動食などの補助栄養や経管栄養の使用などを主治医と相談のうえ決定します（**図1**）．また，安全に経口摂取できないと判断された患者さんに対しても，同様に補助栄養や経管栄養の使用を考慮します．

　このように，まず十分な水分と栄養摂取を確立したうえで，必要な摂食・嚥下訓練が何かを考えていきます．摂食・嚥下訓練には筋力トレーニング的な要素が多分に含まれますので，栄養が足りていない状況で行っても効果はあまり期待できません．このことを無視して訓練のみ行っても，"訓練のようなこと"をしている範疇を超えられません．

　前述のスクリーニングや評価の章で紹介した方法で患者さんを評価すると，多くの場合，複数箇所弱い部分がみつかります．それらはすべて訓練対

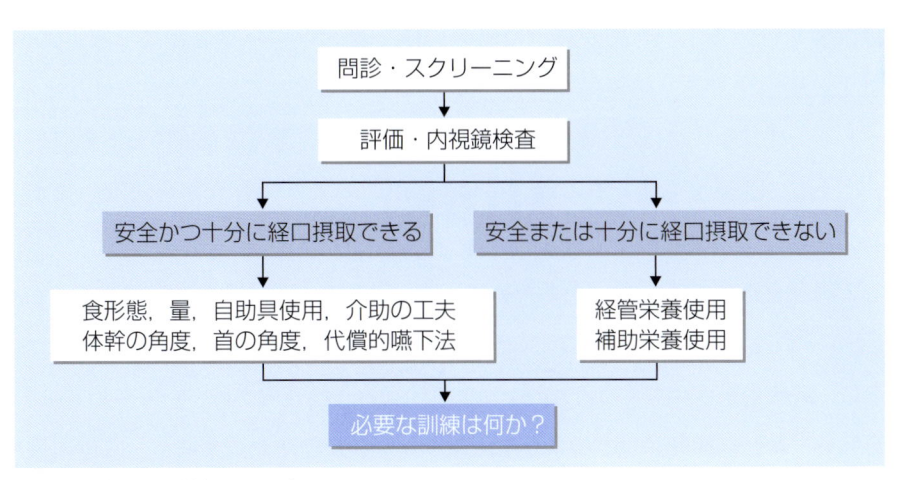

図1：評価から訓練までの流れ

Ⅲ 障害の対処法

```
           必要な訓練は何か？
      ┌─────────┼─────────┐
      ▼         ▼         ▼
 口唇閉鎖が少し悪い  舌の動きがとても悪い  嚥下反射がときどき悪い
                ▼
        摂食・嚥下障害を直接引き起こして
        いるのはどの部分か？
                ▼
        舌の動きがとても悪いことへの対処
                ▼
        訓練で対応できるか？
        誰がどのように訓練を行うか？
        訓練の効果をどのように判定するか？
```

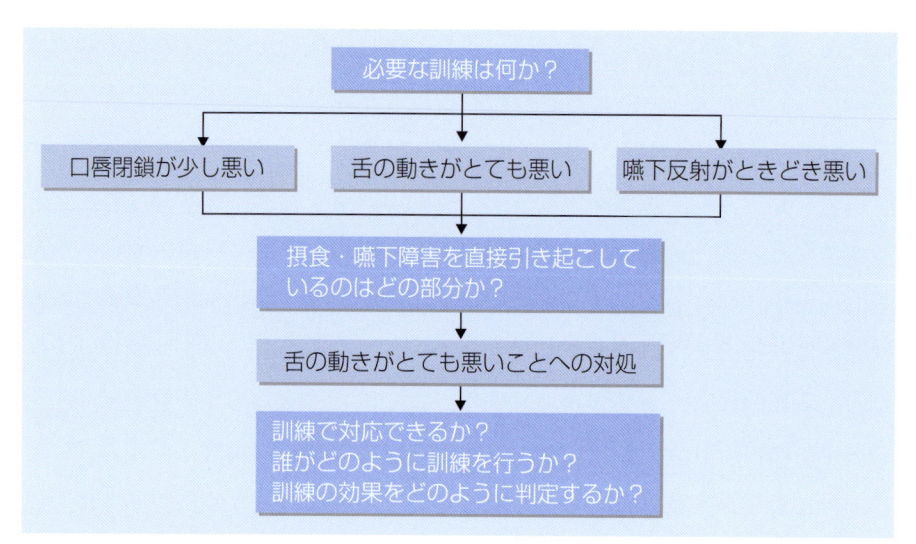

図2：訓練内容決定の考え方（例）

象にはなりますが，すべてに対して行う必要があるのかを考えてから，訓練を開始するようにしましょう．図2に示すように，検査の結果，「口唇閉鎖が少し悪い」，「舌の動きがとても悪い」，「嚥下反射がときどき悪い」という状態が発見されたとします．その場合，患者さんの摂食・嚥下障害を直接引き起こしている原因部位がどこであるのかを考えるようにします．たとえば，口唇閉鎖は多少弱くても口から食物が漏れることはなく，嚥下反射がときどき悪くてもさほどむせることはないけれど，舌の動きが悪いため噛めずに送り込みができないのであれば，そのことへの対処を優先すべきです．

まずは，訓練で対応できるかどうかを判断するようにし，対応可能であれば訓練を行います．対応が無理な場合には，食べやすい食形態にする，食べやすい姿勢にする，補綴的な対応をするなど，障害の"相対的独立性"を活かして，機能障害ではなく能力障害へのアプローチを考えるようにします[1,2]．

さらに，訓練が可能である場合には，誰がどのように行うかを決定します．特に訪問して摂食・嚥下訓練を行う場合には，本人，家族，介護スタッフに対して訓練を指導する必要があるために，その訓練をどのような目的で行うのか，1日にどれくらい行うべきかなどについて，できるだけ具体的に指導します．さらに，訓練効果が出てくるとどのような変化がみられるのかについても必ず説明を行い，次回訪問時にはどのような変化がみられたのかを必ず問診（医療面接）で確認します．もし効果が現れていない場合には，訓練の頻度や方法などを再

間接訓練と直接訓練について

確認し，訓練メニューを変更する必要があるかどうかを検討するようにします．

摂食・嚥下訓練は，間接訓練（indirect therapy）と直接訓練（direct therapy）に分けることができます．間接訓練とは食物を使わない訓練を，直接訓練とは食物を使う訓練をさします（表1）．

間接訓練は食物を使わない訓練であるために，経口摂取している患者さんもそうでない患者さんも対象となりますが，機能改善を目的としたものであるのか，機能維持を目的としたものであるのかを明確にしておくことが大切です（表2）．多くの間接訓練はあまり"楽しくない"ものであるために，その訓練を行うための意味づけが明確でない場合には，継続が困難となります．いずれの場合においても，行う訓練の内容に大きな差はありませんが，何を目標として行うのかを理解してもらったうえで訓練を行うようにします．

直接訓練では，現在経口摂取を行っていない患者さんに対して，食物や食べ方を規定したうえで少しずつ摂取量を増やしていきますが，目標は大きく分けて二つあります．一つは，楽しみとしての経口摂取を安全に続けること，もう一つはもちろん栄養摂取としての経口摂取を続けることです（表2）．

表1：間接訓練と直接訓練

間接訓練：
　食物を利用しない基礎訓練．機能障害に対する特異的な訓練と準備運動的に行うリラクセーションがある．
直接訓練：
　食物を利用した訓練．体位，食形態の調整などの代償的手段を併用して行う場合が多い．

表2：訓練の目標

間接訓練	間接訓練
・機能改善 ・機能維持 いずれを目標とする場合も，行う訓練は同様となるが，訓練の目的は明確にしておく．	・楽しみとしての経口摂取の継続 ・栄養としての経口摂取 目標をいずれにおくのかを明確にする．ただし，訓練の状況により目標を変更してもかまわない．

III 障害の対処法

現在経口摂取を行っていない患者さんに対して，評価を行ったのち，直接訓練の目標がいずれになるのかをいったん決定してから訓練を行うようにします．ただし，訓練の経過次第で目標を変更してもかまいません．

間接訓練について

図3および図4に，代表的な症状に合わせた，間接訓練の一覧を示します[3]．いろいろな種類の訓練が存在するだけでなく，必ずしも症状と訓練が1対1の関係にあるわけではないことがわかります．できるだけ負担の少ない訓練を適用することも，訓練を継続してもらうためのポイントの一つです．

1 口唇・頬の伸展マッサージ （図5）

唇や頬が固くて閉じない場合，またそれが原因で唾液や食物が口から出てしまう場合などに用います．唇は指を巻き込んで内側に伸ばすように，頬は内から外へと伸ばすように行います．ただし，食べこぼしがある場合でも，口唇自体に問題はないものの，食べるペースが速すぎるために口から漏れてしまうケースは数多くみられます．そのような場合には，この訓練を適用する必要はありません．

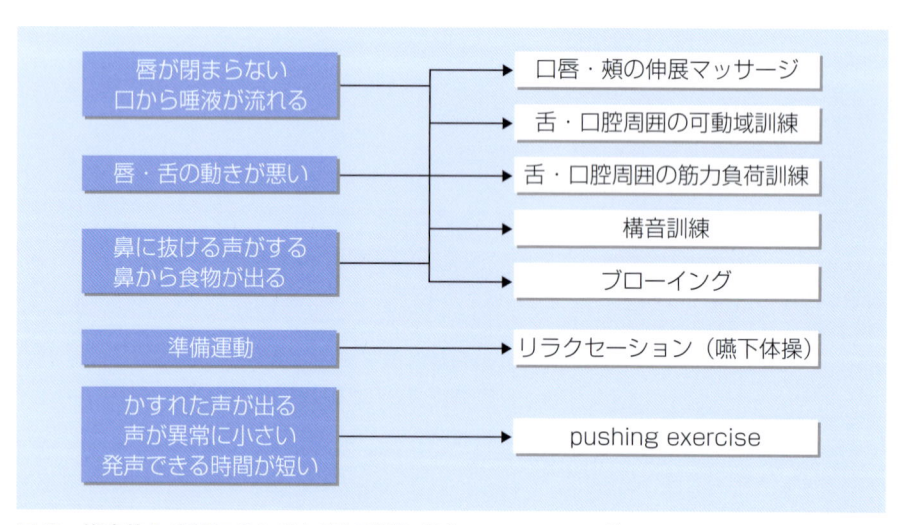

症状	訓練
唇が閉まらない／口から唾液が流れる	口唇・頬の伸展マッサージ／舌・口腔周囲の可動域訓練
唇・舌の動きが悪い	舌・口腔周囲の筋力負荷訓練／構音訓練
鼻に抜ける声がする／鼻から食物が出る	ブローイング
準備運動	リラクセーション（嚥下体操）
かすれた声が出る／声が異常に小さい／発声できる時間が短い	pushing exercise

図3：代表的な症状に合わせた間接訓練（1）（戸原，2005.[3]）

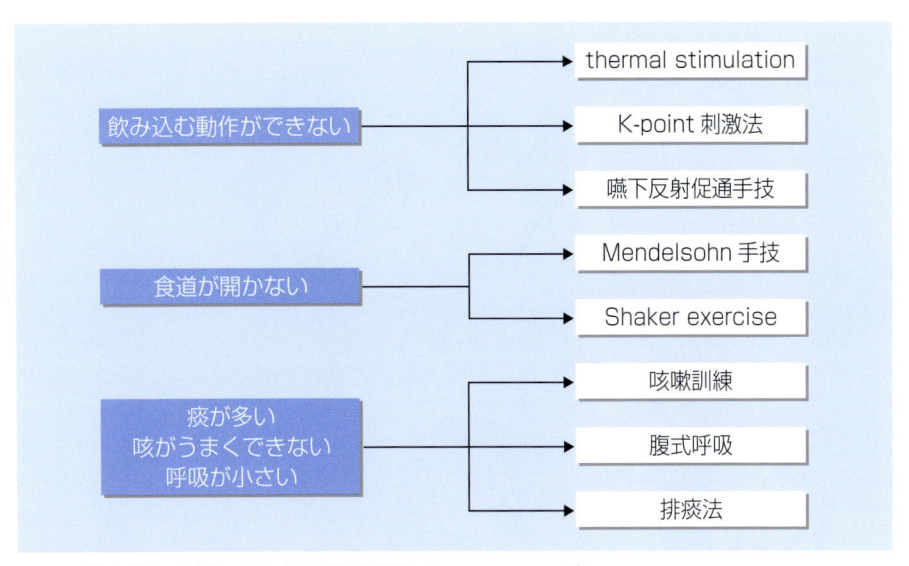

図4：代表的な症状に合わせた間接訓練（戸原，2005.[3]）

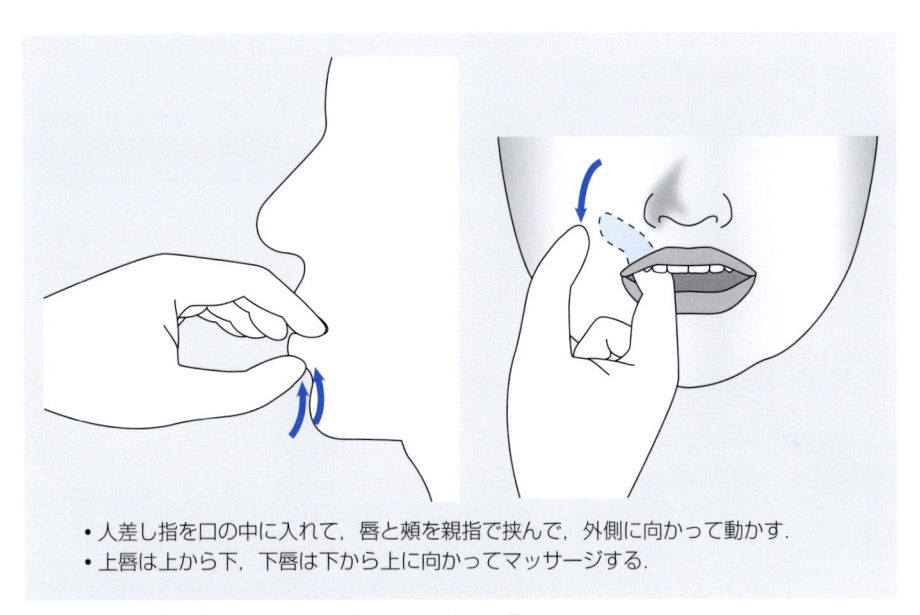

- 人差し指を口の中に入れて，唇と頬を親指で挟んで，外側に向かって動かす．
- 上唇は上から下，下唇は下から上に向かってマッサージする．

図5：口唇・頬の伸展マッサージ（戸原，2005.[3]）

2 舌・口腔周囲の可動域訓練（図6）

　舌や口唇の動く範囲が少ない場合には，可動域訓練（ROM訓練）を行います．図のように舌や口腔周囲を各方向に対して最大限に動かさせます．自分で舌を動かせない場合には，ガーゼで舌をつかんで前に引き出すようにし

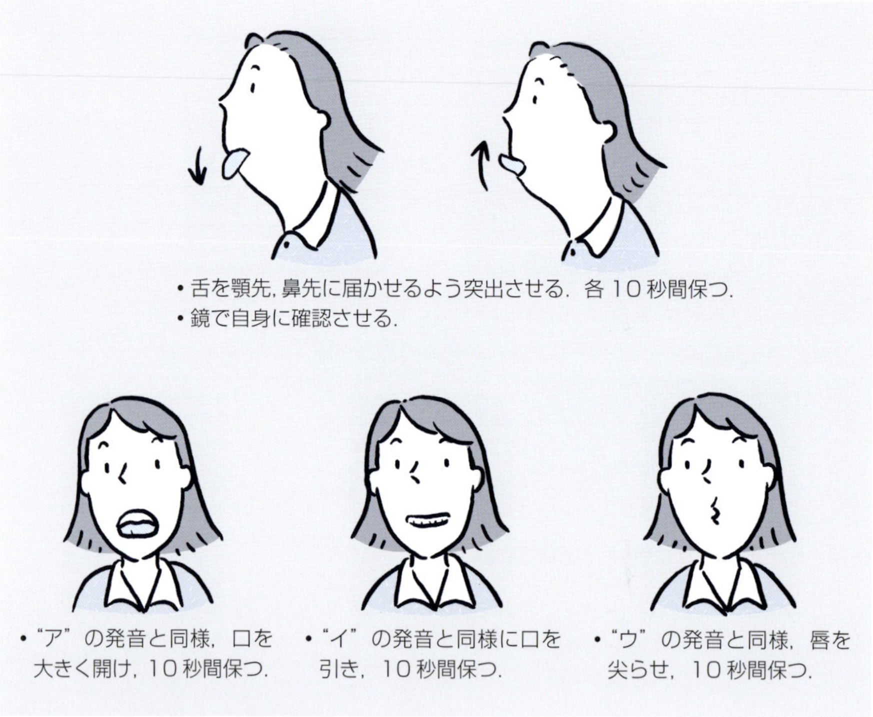

Ⅲ 障害の対処法

- 舌を顎先，鼻先に届かせるよう突出させる．各10秒間保つ．
- 鏡で自身に確認させる．

- "ア"の発音と同様，口を大きく開け，10秒間保つ．
- "イ"の発音と同様に口を引き，10秒間保つ．
- "ウ"の発音と同様，唇を尖らせ，10秒間保つ．

図6：舌・口腔周囲の可動域訓練（戸原，2005.[3]）

ます．舌の動きが悪くなってくると，前方には出すことができるものの，特に上方へ動かせない場合が多くみられます．食べるということで考えると，舌の上方への動きが重要ですので，前方に出せるかどうかだけでなく，必ず上に動かせるかどうかを確認する必要があります．

3 舌・口腔周囲の筋力負荷訓練（図7）

　舌や口腔周囲はある程度動かせるけれど，特定の方向への動きが弱い場合などにおもに用います．可動域が減少している患者さんに対して行うことは難しいので，動く範囲が小さい場合には，可動域訓練を行って改善がみられてから負荷をかけるようにします．

　また現在では，OLA-light[4]，パタカラ[5]などの訓練器具もいくつか市販されるようになっています（図8）．これらの器具を用いなくても訓練は行えますが，訓練の方法や目的を理解しやすく，それぞれの訓練に遊び的な要素があるために続けやすいという利点があります．

図7：舌・口腔周囲の筋力負荷訓練（戸原，2005.[3]）

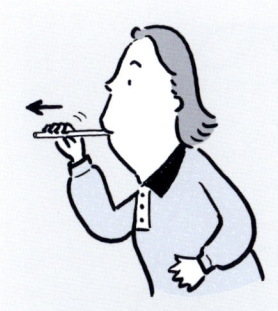

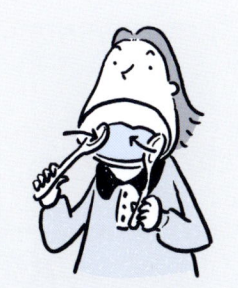

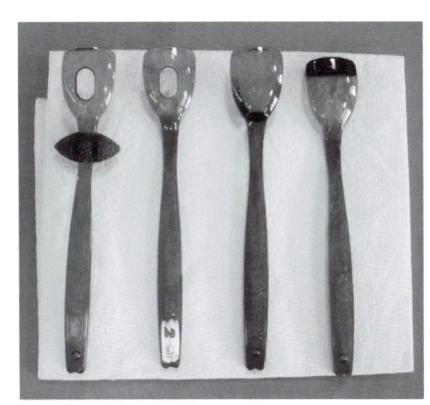

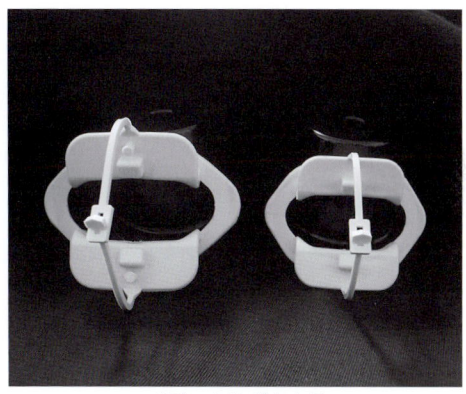

口唇の筋力負荷訓練
ストローなどを唇に挟んだまま引っ張り，その力に抵抗する．

舌の筋力負荷訓練
スプーンを用いて舌の上から押し，その力に抵抗して舌でスプーンを押し返す．

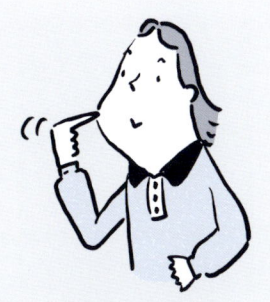

頬の筋力負荷訓練
頬を膨らませ，指で頬を圧迫，その力に抵抗する．

OLA-light　　メディカルパタカラ

図8：筋力負荷訓練器具

4 構音訓練

　同じ器官を用いることから，構音訓練は摂食・嚥下訓練に応用できます．"パ"，"タ"，"カ"という音を利用するのが代表的です．"パ"は口唇が閉じる，"タ"は舌の前方が口蓋と接する，"カ"は舌の後方が口蓋と接することによってできる音であるため，それらのうちうまく発音できない音を訓練に用います．まずは"パ"などの単音を発音させ，続いて"パパパ"や"カカカ"の単音の繰り返し，さらに"パタカ，パタカ"の単語，最後は文章をいうという流れで行います．いずれも鼻咽腔閉鎖の訓練にも利用できます．

Ⅲ 障害の対処法

- 口をすぼめて吹く．
- コップの水にストローを入れて吹く．
- 勢いよく強く吹く方法（hard blowing），静かにできるだけ長く吹く方法（soft blowing）がある．

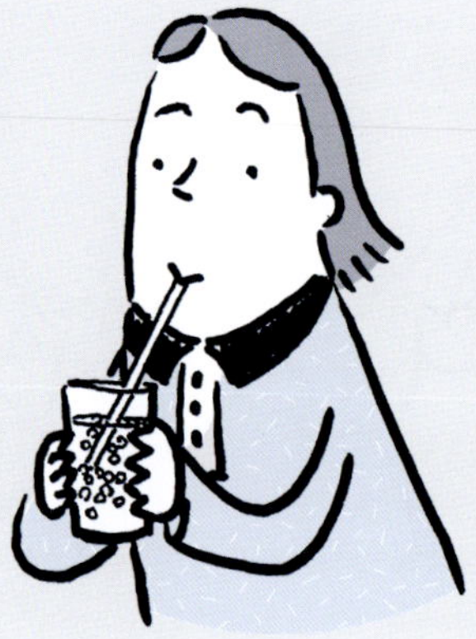

図9：ブローイング（戸原，2005.[3]）

5 ブローイング（図9）

　声が鼻から抜ける場合や，食物が鼻から出る場合などに主として用います．水をはったコップをストローで吹く，笛を吹くなど方法に決まりはありません．もちろん，唇が閉じない場合にはうまく吹けないので，口唇閉鎖の訓練にもなります．この際に吹けた時間を測定し，訓練の際に目標設定を行うようにします．

6 リラクセーション（嚥下体操）（図10）

　リラクセーション（嚥下体操）は，「訓練」というよりも，「準備体操」的な意味合いで用いるものです．嚥下に関連する筋肉を一通り動かすために，食べる前の準備体操として用いるのが効果的ですが，機能改善を目的としたものではないことに注意してください．

7 pushing exercise（図11）

　声がかすれている（気息性嗄声），声が異常に小さい，発声できる時間が異常に短いなどのケースに適用します．声帯閉鎖は嚥下時の気道防御のみならず，強い咳を出すためにも重要な機能です．椅子や机を押す（または引く）と同時に"アー"，"エイ"など大きな声を出してもらいます．重いものを持ち上げるときに，つい"ヨイショ"と声が出てしまうことがありますが，そ

6 摂食・嚥下訓練

a. 深呼吸　　　　　　　　　　b. 首を回す　　　c. 首を倒す

鼻から吸って　ゆっくり口から吐く

d. 肩の上下　　e. 背伸び　　f. 頬をふくらませ・引く（2・3回）

g. 舌で左右の口角を触る（2・3回）　舌を出す・引く（2・3回）　h. 大きく息を吸って，止め，三つ数えて吐く

右　左

i. パパパパ・ラララ・カカカカ とゆっくりいう　　j. 深呼吸

Pa・Pa・Pa

- 嚥下に関与する筋肉のリラクセーション効果.
- 5, 6回ずつ繰り返す.
- 食べる前の準備体操として用いる.

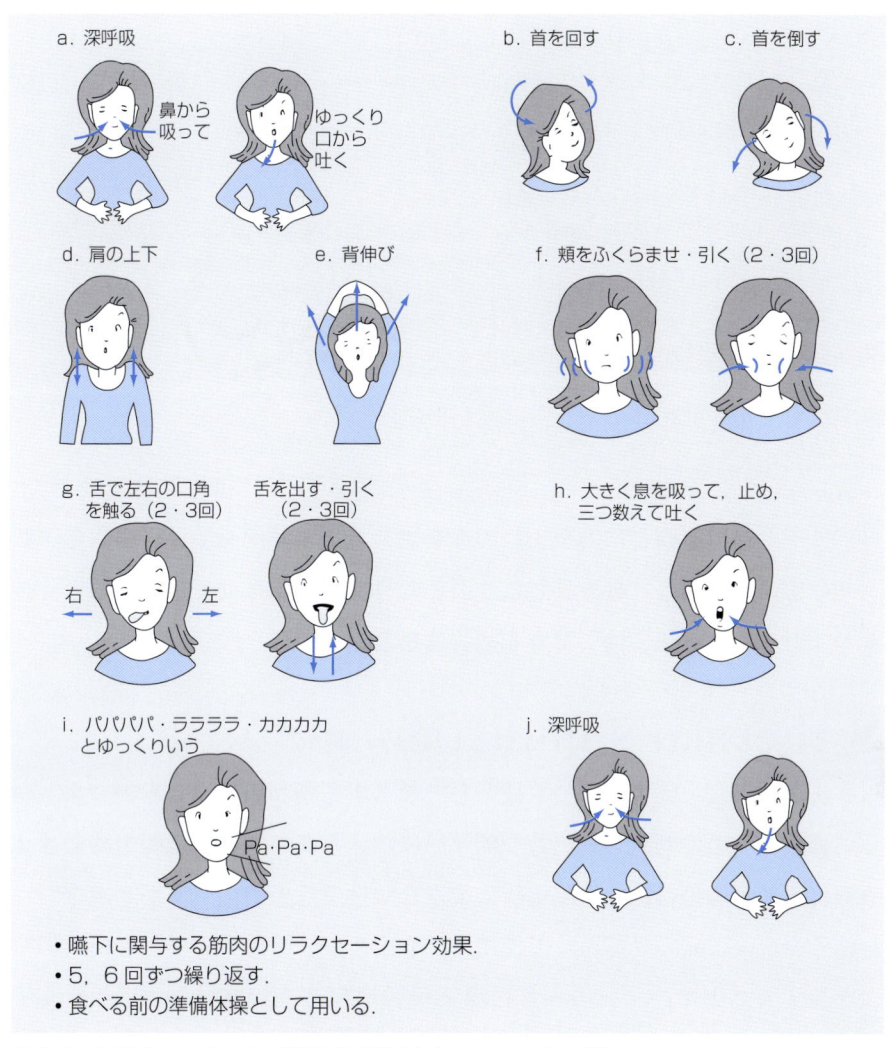

図10：リラクセーション（嚥下体操）（小島ほか，2003.[10]）

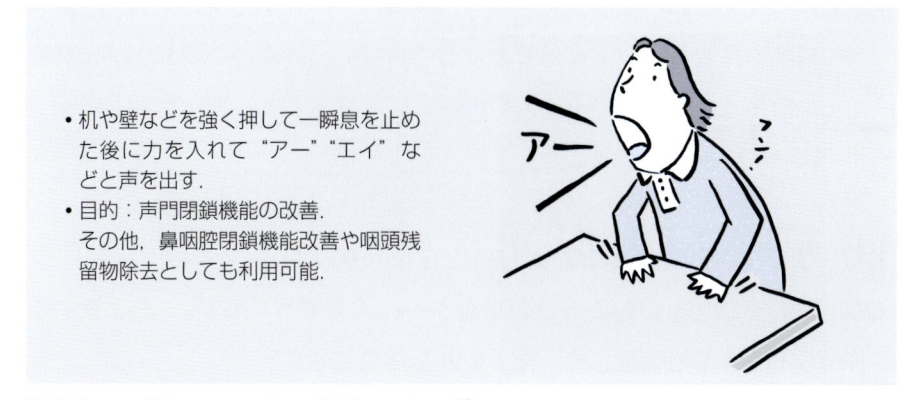

- 机や壁などを強く押して一瞬息を止めた後に力を入れて"アー""エイ"などと声を出す.
- 目的：声門閉鎖機能の改善.
  その他，鼻咽腔閉鎖機能改善や咽頭残留物除去としても利用可能.

図11：pushing exercise（戸原，2005.[3]）

III 障害の対処法

- 綿棒を氷水につけて，軟口蓋や咽頭部を軽く2, 3回刺激後，すぐに嚥下させる．
- 咽頭反射のない人は前口蓋弓や咽頭後壁を軽くマッサージしたり，数秒間触れているとよい．

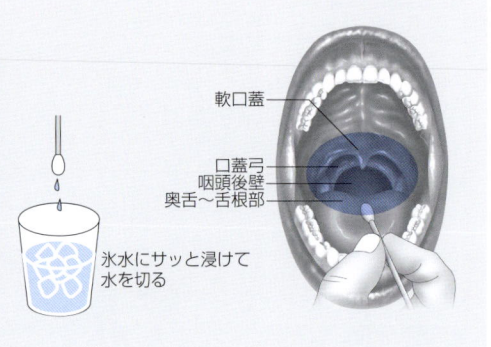

氷水にサッと浸けて水を切る

軟口蓋
口蓋弓
咽頭後壁
奥舌〜舌根部

図12：thermal stimulation（小島ほか，2003.[10]）

の"ヨイショ"とのどに力を入れて声を出している状況をイメージするとわかりやすいでしょう．机を押したり引いたりするのが目的ではないので，「押す」，「引く」の方法にはこだわる必要はありません．

8 thermal stimulation （図12）

本法は，摂食・嚥下訓練の手技として最もよく使われているものです．冷たい刺激と圧力の刺激を軟口蓋や咽頭弓に加えることで嚥下反射を誘発させるのがこの訓練の目的です．綿棒に冷水をつけてもよいのですが，水をつけた綿棒を事前に凍らせておいて使用してもかまいません．嚥下反射を人工的に誘発することで，一日のうちに嚥下反射が起こる回数をかせぐというイメージで行うとよいとでしょう．

9 K-point 刺激法[6] （図13）

仮性球麻痺患者に対して有用であるとされているのが，このK-point刺激法です．臼後三角最後部やや後方の内側を圧刺激すると，開口反射，咀嚼様運動に続いて嚥下反射が起こるとされています．

10 嚥下反射促通手技 （図14）

嚥下反射がなかなか起こらない患者さんに対して行います．「のど仏」を左右から上方に摩擦刺激して，嚥下反射を誘発させます．

- K-pointを圧刺激すると，開口反射，咀嚼様運動に続き，嚥下反射が誘発される．
- 開口障害の患者に対して有効．
  （K-pointの位置は臼後三角最後部やや後方の内側）

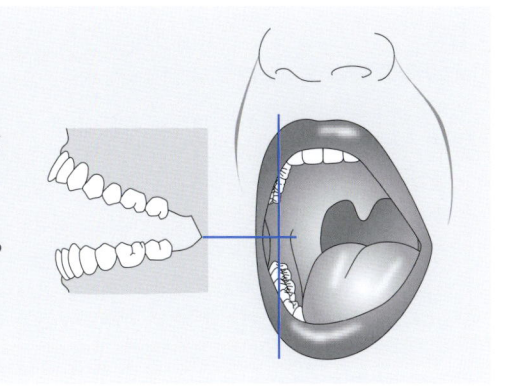

図13：K-point刺激法[6]

- 甲状軟骨から下顎下縁にかけて指で上下に摩擦刺激を繰り返す．
- 嚥下筋群への知覚入力で嚥下反射を誘発させる．
- 喉頭が持ち上がりきった状態で保持させる．

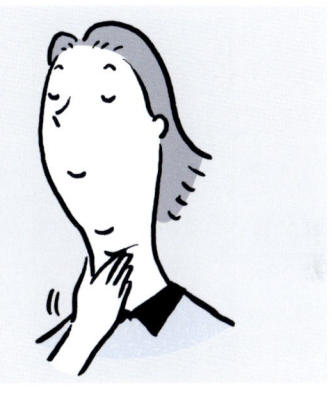

図14：嚥下反射促通手技（Mendelsohn手技）(戸原，2005.[3])

11 Mendelsohn 手技[7,8]（図14）

　嚥下反射が起こると喉頭が挙上しますが，このとき喉頭が最大限に持ち上がっている状態を保つことにより食道の入り口を開かせるのがMendelsohn手技の目的です．患者に指導する際には，「舌を口蓋に強く押しつけるように」と指導するのが比較的わかりやすいとされています．しかし，実際に行える患者さんは数少ないので，どうしても行えない場合には，Shaker excercise など他の食道入口部開大訓練を用いて対応を考えるほうがよいでしょう．

12 Shaker exercise[9]（図15）

　頭部挙上訓練ともいいます．喉頭挙上筋群を鍛えることにより，食道入口

目的
- UESの開大
- 喉頭挙上筋群の強化

方法
- 仰臥位で肩を床につけたまま，頭を足の指がみえるまで挙上する．
- これを"1分間持続的に実施した後，1分間の休憩"を3回繰り返す．その後単純な上下動を30回行う．

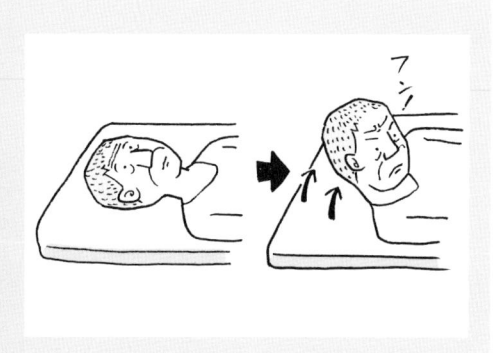

図15：Shaker exercise (Shaker, et al., 1997.[9])

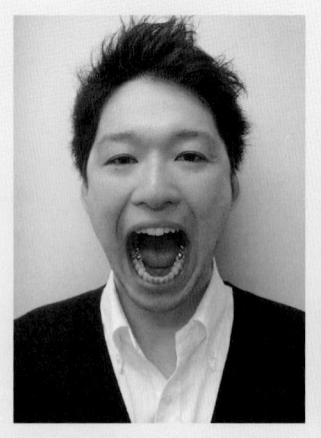

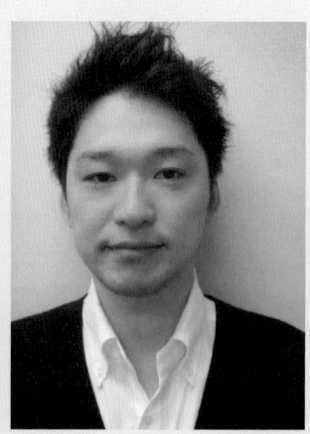

目的
- UESの開大．
- 喉頭挙上筋群の強化．

方法
- 口を本気で10秒間あける．
- これを10秒の休憩をはさんで5回を1セットとして行う．
- 1日に2セット行う

図16：開口訓練

部の開きを改善するのが目的です．原法では負荷が非常に高いため，これをそのまま行えることは実際にはほとんどありません．実際には，頭を持ち上げて下げるというだけの変法を行う場合がほとんどです．また，完全な臥位で行えない場合には，ギャッジをあげることにより負荷を下げるようにします．

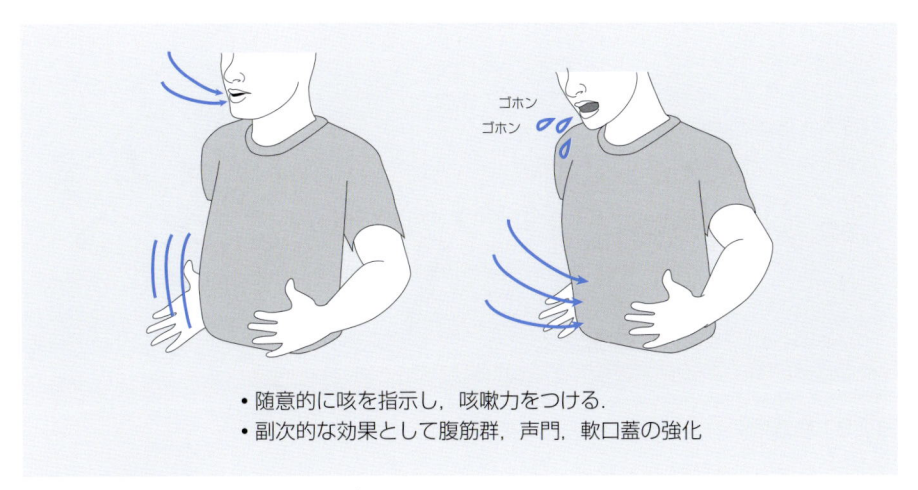

- 随意的に咳を指示し，咳嗽力をつける．
- 副次的な効果として腹筋群，声門，軟口蓋の強化

図17：咳嗽訓練（戸原，2005.[3]）

13 開口訓練 (図16)

　飲み込むときにのど仏をもち上げる筋肉と，口を開けるときに作用する筋肉がほとんど同じであることを利用して考案された新しい訓練方法です．"10秒間本気で口を開ける"のを5回1セットとして1日2セット行う方法が考案されています（文献型番号）．簡便に喉頭挙上を鍛えることができる有用な方法ですが，顎関節症がある場合には気を付けて行うようにしてください．

14 咳嗽訓練 (図17)

　咳がうまくできない場合には，咳嗽訓練を行います．最初から「咳をしてください」と指示しても，多くの場合はうまくいきません．この場合，「①深呼吸→②深呼吸の際にいったん息を止めてから吐く→③深呼吸の際にいったん息を止めてから咳をする」のように段階的に行わせるほうがよいでしょう．また，副次的な効果として腹筋群，声門閉鎖，鼻咽腔閉鎖機能の強化も期待できます．

15 腹式呼吸 (図18)

　リラクセーション，気道分泌物の誘導排出の促進，咳嗽時における必要十分の吸気量の確保，呼吸の随意的コントロールなどを目的として行います．

Ⅲ 障害の対処法

- 手を上腹部に置き，呼気時に上腹部を軽く圧迫，吸気時に圧迫を弱めることにより腹式呼吸を促す
- 吸気は鼻から，呼気は口をすぼめて口から行わせる

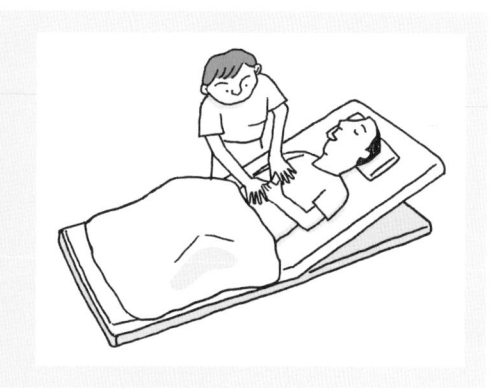

図18：腹式呼吸

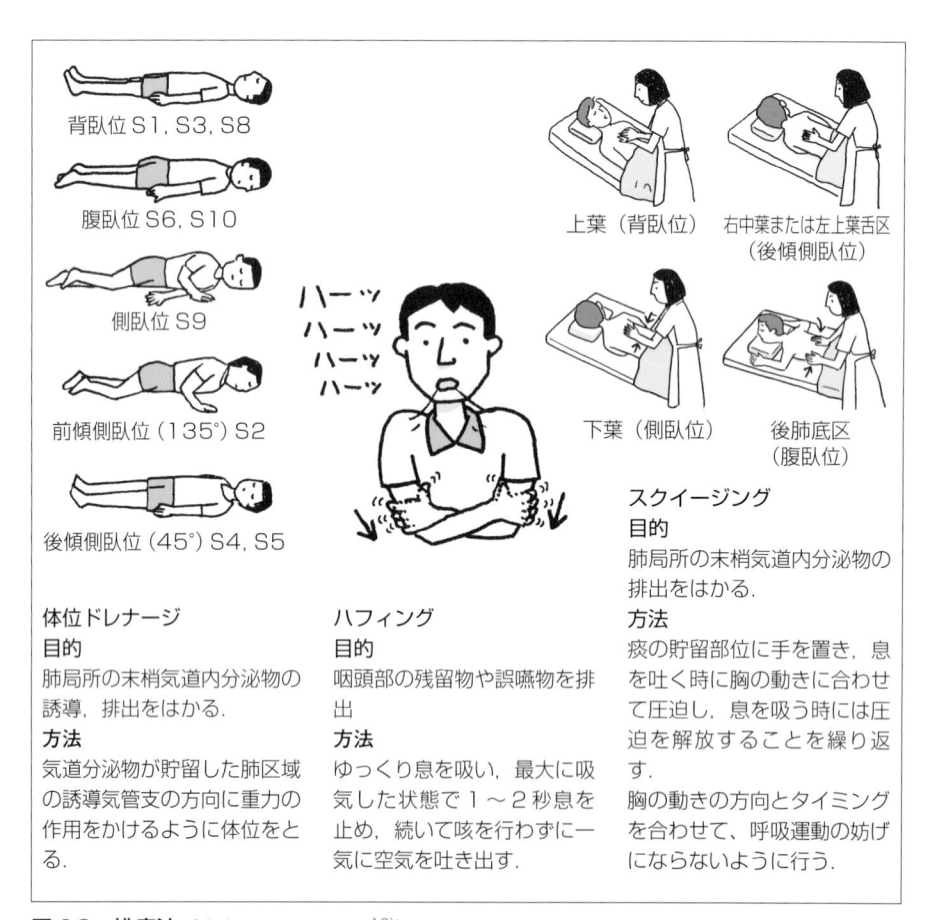

背臥位 S1, S3, S8
腹臥位 S6, S10
側臥位 S9
前傾側臥位（135°）S2
後傾側臥位（45°）S4, S5

上葉（背臥位）　右中葉または左上葉舌区（後傾側臥位）
下葉（側臥位）　後肺底区（腹臥位）

体位ドレナージ
目的
肺局所の末梢気道内分泌物の誘導，排出をはかる．
方法
気道分泌物が貯留した肺区域の誘導気管支の方向に重力の作用をかけるように体位をとる．

ハフィング
目的
咽頭部の残留物や誤嚥物を排出
方法
ゆっくり息を吸い，最大に吸気した状態で1〜2秒息を止め，続いて咳を行わずに一気に空気を吐き出す．

スクイージング
目的
肺局所の末梢気道内分泌物の排出をはかる．
方法
痰の貯留部位に手を置き，息を吐く時に胸の動きに合わせて圧迫し，息を吸う時には圧迫を解放することを繰り返す．
胸の動きの方向とタイミングを合わせて，呼吸運動の妨げにならないように行う．

図19：排痰法（小島ほか，2003.[10]）

吸気は鼻から，呼気は口すぼめにより口から行わせます．うまく腹式呼吸ができないときには手を腹部に置いて，呼気時に軽く圧迫を加え，吸気時に圧迫を開放することにより腹式呼吸を促します．実際には，ブローイング，

pushing exercise, 咳嗽訓練も摂食・嚥下訓練の一環として行う呼吸訓練に含まれると考えてよいでしょう.

16 排痰法 (図19)

痰や誤嚥物がうまく出せない場合には排痰法を行いますが, おもなものには体位ドレナージ, スクイージング, ハフィングがあげられます. これらを行うにはより専門的な知識と技術が必要となりますので, 詳細は成書に譲りここでは図による紹介にとどめます.

直接訓練について

前述のように, 直接訓練は食物を使う訓練をさしますが, 大きく段階的摂食訓練と代償的嚥下法に分けられます (**表3**). もちろん, 何らかの工夫をすれば安全に食べられると判断された患者さんのみに行う訓練ですが, そこで用いる工夫を代償的嚥下法, 状態の改善に合わせて食べ物の量と食べ方を徐々にアップさせていく方法論を段階的摂食訓練とよびます. この訓練に使用する具体的な方法は, p.60以降に紹介されているため, ここでは詳述せず, 概念的な部分を説明します.

たとえば, 直接訓練として45度リクライニングの姿勢で, 介助にて少量のゼリーを effortful swallow で嚥下させ, 複数回嚥下と嚥下後の発声を行わせることを条件として安全に食べられることがわかったとします (**図19**). しかしこの状況では, 栄養摂取としてのまとまった量を食べるのは不可能なので, 状態が改善すれば少しずつ"工夫"をなくしていくようにします. この過程が直接訓練であり, "工夫"をなくす際にはなるべく一つずつなくすようにして, 一度に与える変化がなるべく複数に渡らないようにします.

その結果, 最終的に安全かつ十分に栄養摂取ができるようになれば経口摂取可能となりますが, いくら安全でもまとまった量を摂取できない場合には, 口からの栄養だけでは不足します. そのような場合, 何らかの楽しみとなり得るか, ある程度の機能維持に役立つと考えられる場合には直接訓練を継続してもよいでしょう. しかし, そのいずれにも当てはまらない場合には, 直接訓練による誤嚥のリスクだけが残存してしまうので, 勇気を持って直接訓

努力性嚥下といいます. 意識的に口とのどの筋肉をしめつけるように飲み込ませる方法です.

III 障害の対処法

表3：直接訓練

段階的摂食訓練	代償的嚥下法	
・食形態の調節 ・食べ方の調節	・リクライニング ・頸部前屈 ・頸部回旋 ・うなずき嚥下 ・tossing ・一側嚥下	・think swallow ・effortful swallow ・複数回嚥下・交互嚥下 ・嚥下後の発声・咳 ・supraglottic swallow ・PAP，PLP

```
直接訓練として 45 度リクライニングの姿勢で，介助にて少量の
ゼリーを摂取開始．Effortful swallow にて嚥下させ，複数回嚥
下と嚥下後の発声を行わせる．
           ↓
嚥下機能の改善に従い，
・体幹→自分で食べられるように起こしていく．
・食べる量→栄養摂取が可能となるよう増やしていく．
・食形態→容易に栄養摂取を可能とできる食物形態に上げていく．
・代償的嚥下法→使用頻度を減らしていく．
           ↓
┌─────────────┬─────────────┐
│安全かつ十分な│安全ではあるも十分な栄養│
│栄養摂取が確立│摂取を確立できない      │
└─────┬───────┴──────┬──────┘
      ↓                    ↓
  経口摂取可能      楽しみとなりうる場合や，
                    機能維持に役立つ場合には
                    直接訓練継続
```

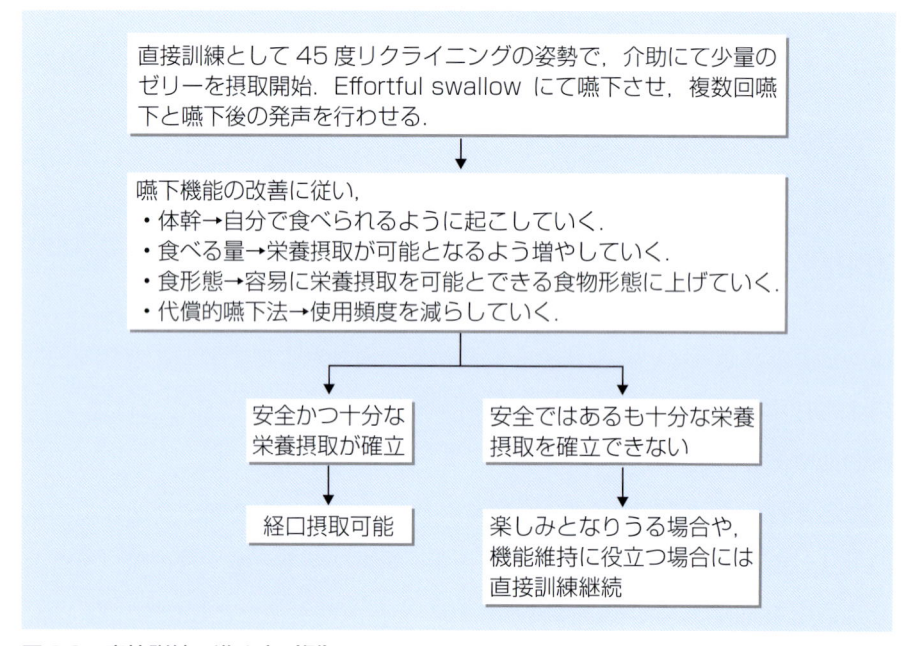

図19：直接訓練の進め方（例）

練を中止し，再度ゴールを設定し直して，間接訓練を行っていくかどうかを考慮すべきです．

　なお，ここで示した直接訓練はあくまでも"訓練"的な意味合いで経口摂取を行うものです．用いるテクニックは前章の食事介助・支援とほぼ同じですが，その目的が異なることに注意しましょう．

7 栄養管理

摂食・嚥下障害にかかわるうえで，栄養状態の評価は障害や全身状態のスケールの一つとして大切なものです．本章では，訪問歯科診療の際に最低限おさえておきたい栄養の知識をまとめます．

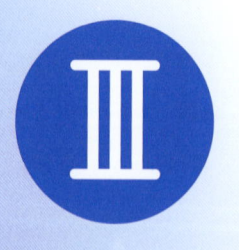

Ⅲ 障害の対処法

7 栄養管理

はじめに

栄養状態が不良であると，活動性の低下，易疲労性，免疫能の低下をもたらすだけでなく，褥瘡の発症や創傷治癒の遅延，組織再生障害など身体にさまざまな悪影響を及ぼします．このため，摂食・嚥下障害に対処する際，機能面だけに限らず大切なのが適切な栄養管理であり，これらを含めた幅広い視点から患者さんをみていくことが重要です．しかしながら，患者さんがベッドから起き上がれず，身体組成データを計測できないなど，訪問先ではとかく栄養状態の評価が困難な場合が少なくありません．本章ではそのような限られた条件のもと，歯科がかかわるべき栄養状態の評価法を中心に説明します．

栄養状態の評価

1 栄養不良状態の分類

摂食・嚥下障害にかかわる場合は，対象となる患者さんの診療を行いながらも，常にその栄養状態に対する配慮が必要です．栄養不良状態は，①慢性栄養不良（マラスムス），②急性栄養不良（クワシオルコール），③混合型（マラスムス性クワシオルコール）の3タイプに分類されます．マラスムスは慢性的エネルギー不足で，筋肉や皮下脂肪が喪失しますが，アルブミン値は正常なことが多い状態です．クワシオルコールは，異化ストレスに伴うエネルギーとタンパク質摂取量不足の状態で，低アルブミン値，浮腫，脂肪肝を呈します．マラスムス性クワシオルコールは慢性的エネルギー不足と高度のタンパク質欠乏状態で，低アルブミン値，浮腫，筋肉喪失，脂肪貯蔵量の枯渇を呈します．

2 栄養状態の評価法

（1）主観的包括的評価；SGA

栄養状態のスケールとして参考になるのは，主観的包括的評価（SGA；subjective global assessment，図1)[1]）という総合的な栄養スクリーニングの手法です．SGAは病歴の聴取と身体検査の二本柱で構成され，特殊な装置や技術を必要とせずに，あくまで主観的に栄養状態の評価を行う手技です．訪問診療の際，特に在宅では体重などの身体情報を得るのが困難な場合が多いのですが，栄養摂取量，消化器症状（嘔吐，便秘，下痢），運動量や体型（肥

III 障害の対処法

```
患者氏名：_____（M・F）___歳  評価者氏名：_____  評価年月日：___年___月___日

1. Rough Screening ⇒ 明らかに栄養不良なしと判定した場合、「2. Detailed Screening」以下は不要
   □明らかに栄養不良なし
   □栄養不良の可能性あり

2. Detailed Screening
   a）病歴    1. 体重の変化    通常の体重        kg
                              現在の体重        kg
                              増加・減少        kg    いつから（            ）
              2. 食物摂取量の変化（通常との比較）
                              変化  □無  □有  いつから（            ）
                              現在食べられるもの（食べられない・水分のみ流動食・おかゆ・並食）
              3. 消化器症状    症状  □無  □有  □嘔気  いつから（         ）
                                                □嘔吐  いつから（         ）
                                                下痢   いつから（         ）
              4. 機能性        機能障害 □無 □有  いつから（         ）
                              労働    □せいぜい身の回りのこと  □家事程度  □肉体労働
                              歩行    □一人  □援助  □杖  □歩行器  □いざりあるき
                              寝たきり いつから（            ）
                              排尿    □トイレ       □オムツ
                              排便    □トイレ       □オムツ
              5. 疾患および疾患と栄養必要量の関係
                              基礎疾患_____
                              既往歴 _____
                              内服・治療薬_____
                              熱 _____℃  呼吸（整・頻）  脈（整・頻）
                              代謝動態：ストレス（無・軽度・中等度・高度）
   b）身体状況  体型   □肥満（軽度・重度）   □普通  □るい痩（軽度・重度）
                浮腫   □無  □有  部位（         ）
                褥瘡   □無  □有  部位（         ）
                腹水   □無  □有

3. Judgment
       A：栄養状態良好      栄養学的に問題ありません
       B：軽度の栄養不良    現在のところ NST 対象症例ではありません。ただし、今後摂取カロリーの
                           減少や感染、手術などの侵襲が加わったり、臓器傷害等合併する場合には C、
                           D への移行が考えられますので注意が必要です。
       C：中等度の栄養不良  NST 対象症例です。経過・病態に応じて栄養療法導入が必要です。D に移
                           行するリスクがあり要注意です。
       D：高度の栄養不良    NST 対象症例です。ただちに栄養療法が必要で NST によるアセスメント
                           が必要です。
```

図 1：主観的包括的評価表

満, るいそう）, 浮腫の程度などを常に把握する習慣をつけることが大切です. SGA では栄養状態を 4 段階で判定しています. 中等度あるいは高度の栄養不良であれば, さらなる栄養介入を行う必要があるのですが, 訪問診療でも同様のアプローチが望ましいと考えます. まずこのように "主観" で評価して, "あやしい" 場合には積極的に以下の指標を観察していきます.

(2) 身体組成・血液生化学的データ

次に栄養アセスメントとして重要なのは，身体組成データと血液生化学的データです．特に身近なのは身長と体重のデータで，身体組成の指標であるBMI（body mass index；BMI＝体重 kg/(身長 m)^2，標準 BMI＝22，やせ＜18.5，肥満＞25）算出には必須です．体重の変化率も重要で，可能であれば1カ月ごとなど定期的に経過をみたい情報です．

血液生化学データは，栄養不良と脱水の指標を中心にみていきます．血清アルブミン（Alb）は血中半減期が 18 〜 20 日と長く，3.5 g/dL 以下で栄養不良のリスクありと判定します．総リンパ球数（TP）が 1,500/mm^3 以下や，血清コレステロールが 150 mg/dL 以下の場合も栄養不良のリスクがあります．最近では半減期が比較的短い rapid turnover protein（RTP）がリアルタイムな評価に用いられるようになりました．血清プレアルブミン（トランスサイレチン；TTR）は半減期が 2 〜 3 日と短く，17 mg/dL 以下の場合は栄養不良のリスクがあります．血清トランスフェリン（Tf）は半減期が 8 〜 9 日で，200 mg/dL 以下で栄養不良のリスクありと判定します．

(3) 訪問歯科診療での評価法

訪問歯科診療で患者さんの栄養情報を収集するには，とかく困難を伴います．身長と体重が一般的な測定方法で計測できる人はよいのですが，臥床の人の場合は特に困難です．血液検査も，必要に応じてすぐに行えるような環境ではありません．このような状況における栄養アセスメントで有用なのは，膝の高さを膝高計測器で測定することによる，身長や体重の推定です．膝高測定値と計算式により，年齢がわかれば身長が，さらに上腕周囲長（AC，**図2**）と上腕三頭筋皮下脂肪厚（TSF，**図3**）がわかれば体重が推定できます．上腕周囲長（AC）は体脂肪量と筋肉量の指標で，上腕三頭筋皮下脂肪厚（TSF）は体脂肪量の指標として用いられます．いずれも利き腕でない腕の肩峰と尺骨頭の中間点をマークし，AC はインサーテープ，TSF はキャリパーを使用し，比較的容易に計測可能です．また，AC と TSF からは上腕筋周囲（AMC）が算出でき，全身の筋肉量，徐脂肪体重の指標とされています．

$$AMC(cm) = AC(cm) - \{0.314 \times TSF(mm)\}$$

BMI を含め，AC，AMC，TSF は「日本人の新身体計測基準値（Japanese

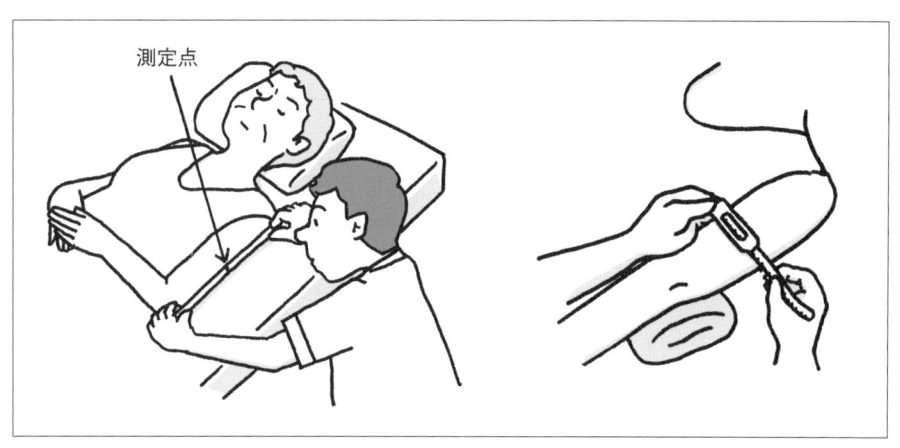

図2：上腕周囲長（AC）
1. 利き手でないほうの腕で測定する
2. 計測する腕を直角に曲げる.
3. 計測位置は肩先からひじ先までの中点
4. 測定位置をチェックしたら腕を伸ばし，締め付けない程度にインサーテープの輪を締める
5. 2回計測し，誤差が0.5cm以内であればその平均値を記録

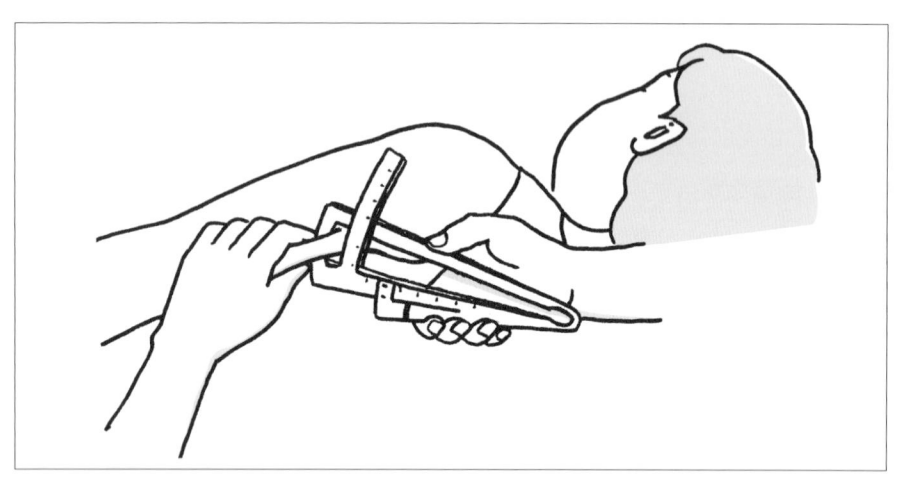

図3：上腕三頭筋皮下脂肪圧厚（TSF）
1. 測定は上腕周囲長と同じ部位で行う
2. 座位の場合は直角に肘を曲げて行う
3. 脂肪層と筋肉部分と分離するようにつまむ
4. キャリパーで，圧力線が一直線になるまではさみ，3秒後に計測値を読み取る
5. 2回計測し，誤差が4mm以内の場合その平均値を記録

anthropometric reference data；JARD 2001，表1）」により年齢ごとの基準値が示され，測定値が基準値の80〜90％であれば軽度低栄養，60〜80％であれば中等度低栄養，それ以下であれば高度低栄養と分類されており，訪問歯科診療でも一つの目安として活用するとよいでしょう．

7 栄養管理

表1：日本人の新身体計測基準値（中央値）(JARD, 2001.)

- 上腕周囲長（cm）AC

	男性	女性
18〜24歳	27.00	24.60
25〜29歳	27.35	24.25
30〜34歳	28.60	24.30
35〜39歳	29.00	25.00
40〜44歳	27.98	26.40
45〜49歳	27.80	26.00
50〜54歳	27.60	25.60
55〜59歳	27.00	26.20
60〜64歳	26.75	25.70
65〜69歳	27.50	26.20
70〜74歳	26.80	25.60
75〜79歳	26.20	24.78
80〜84歳	25.00	24.00
85歳以上	24.00	22.60

- 上腕筋囲（cm）AMC

	男性	女性
18〜24歳	23.23	19.90
25〜29歳	23.69	19.47
30〜34歳	24.41	19.90
35〜39歳	24.10	20.23
40〜44歳	24.36	21.09
45〜49歳	24.00	20.60
50〜54歳	23.82	20.78
55〜59歳	23.68	20.52
60〜64歳	23.35	20.56
65〜69歳	24.04	20.08
70〜74歳	23.57	20.28
75〜79歳	22.86	20.16
80〜84歳	21.80	19.96
85歳以上	21.43	19.25

	男性	女性
18〜24歳	10.00	14.00
25〜29歳	11.00	14.00
30〜34歳	13.00	14.00
35〜39歳	12.00	15.00
40〜44歳	11.00	15.50
45〜49歳	10.17	16.00
50〜54歳	10.00	14.50
55〜59歳	9.00	16.00
60〜64歳	9.00	15.10
65〜69歳	10.00	20.00
70〜74歳	10.00	16.00
75〜79歳	9.25	14.00
80〜84歳	10.00	12.50
85歳以上	8.00	10.00

- 上腕三頭筋皮下脂肪厚（mm）TSF

80〜90％であれば軽度低栄養，60〜80％では中等度低栄養，それ以外であれば高度低栄養

Ⅲ 障害の対処法

必要栄養量の算出

　栄養状態の評価により，栄養介入の必要性がある場合は，必要栄養量を算出します．通常は必要総エネルギー量，必要タンパク質量，糖質，脂質，水分量の順番で算出します．

（1）必要総エネルギー量の算出
　さまざまな手段がありますが，訪問診療で実用的なのは簡易式による方法と，Harris-Benedictの式による方法の2種類です．
　簡易式：
　　必要総エネルギー量＝（25〜35）（kcal）×体重（kg）
　Harris-Benedictの式：
　・基礎代謝量（BEE）の算出
　　男性　66.5＋13.75×体重（kg）＋5.0×身長（cm）−6.78×年齢（歳）
　　女性　655.1＋9.56×体重（kg）＋1.85×身長（cm）−4.68×年齢（歳）
　・必要エネルギー量の算出
　　BEE×活動係数×係数（**表2**）

（2）必要タンパク質量，糖質，脂質の算出
　三大栄養素の必要量はおおよそタンパク質20％，糖質50％，脂質30％を

表2：活動係数・ストレス係数

活動係数

ベッド上安静	1.2
ベッド外活動	1.3
寝たきり	1.0
車椅子	1.1
歩行可	1.2
労働	1.4〜1.8

ストレス係数

手術	小手術	1.1
	大手術	1.2
外傷	筋肉	1.35
	頭部	1.6
	骨折	1.3
	ステロイド使用	1.6
感染	軽症	1.2
	中等症	1.5
	重症	1.8
熱傷（体表面積）	0〜20％	1.0〜1.5
	20〜40％	1.5〜1.85
	40％〜	1.85〜2.05

目安として算出しますが，症状により調整します．たとえば呼吸不全者にはCO_2がたまりやすいため糖質を低めにし，腎・肝機能不全者にはタンパク質量を抑えるようにします．なお，タンパク質1 g＝4 kcal，糖質1 g＝4 kcal，脂質1 g＝9 kcalとします．

(3) 必要水分量の算出

下記の2種類の計算式により算出します．

必要水分量（mL）＝35(mL/kg)×現在の体重(kg)
必要水分量（mL）＝1(mL/kcal)×必要エネルギー量(kcal)

低栄養への対応

通常は，算出された栄養情報を実際摂取されている栄養と比較しながら実行可能なプランを立てて，経過観察します．施設入所の場合は，管理栄養士やNSTなどとの議論により食内容の調整が可能な場合が多いのですが，在宅の場合は介護者と実施可能な方法を相談します．訪問歯科診療でよく経験するのは，経口から十分量摂取することが困難となった症例です．そのような場合，日常の食事を食べやすい形態に工夫して食べるようにすることがベストですが，摂食・嚥下障害を考慮しながら栄養補助食品を付加したり，経管栄養の選択などを考慮することもしばしばです．そして最も重要なのは，計算式どおりの栄養量が本当に患者さんに必要かどうか，吟味することです．その方のQOLを熟考したところ，日常生活活動からは現在提供量は不必要と思われることも経験するでしょう．医師，看護師，管理栄養士や家族も含めて議論することが必要です．対象となる方にとって，最も幸せな栄養管理ができることがゴールとなるでしょう．

8

摂食・嚥下障害への歯科補綴的アプローチ

訪問歯科診療において，義歯に関する訴えは最も多いものかもしれません．義歯の作製・調整は，歯科が最も得意とし，かつ歯科に特化された広い意味での摂食・嚥下障害に対する治療です．そこで，本章では摂食・嚥下機能の観点から補綴治療について説明します．

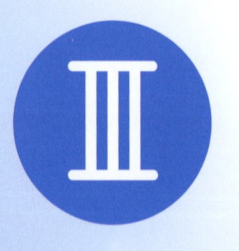

Ⅲ 障害の対処法

義歯と摂食・嚥下障害

8 摂食・嚥下障害への歯科補綴的アプローチ

1 義歯と栄養

　低栄養の予防は，高齢者にとって非常に重要です．低栄養は老人性筋力低下，免疫力低下，褥瘡，骨折，その他さまざまな障害を招くことが知られています（**表1**）．そんななか，「高齢者では，口腔の問題が低栄養の原因となる」という調査結果が報告されました[1]．この結果は，高齢者にとって，歯科治療が低栄養を予防する手段になりうるということを示しています．高齢者では，特に義歯に関する問題が重要となります．

　歯科医院では，「歯がなくても食べられる」という患者さんに対して，義歯装着のモチベーションを上げるために「まわりの歯が倒れてこないように」，「対合歯が伸びてこないように」等々の説明をすることがあります．たしかに，健康な高齢者では歯がなくても食べられますし，栄養状態もすぐに悪くなるということはないので，義歯本来の役割である「粉砕」の必要性を感じられないのかもしれません．しかし，粉砕されなかった食物は吸収が悪く，毎日の食事で食物が粉砕されずに口腔を通過すると，その積み重ねにより非常にゆっくりと栄養状態が低下していきます．もともと体力が低下している高齢者では，咬合支持がないことによる粉砕能率の低下は，即低栄養へとつながっていきます．少なくとも高齢者にとっての義歯装着の目的は，「粉砕能率の向上」ひいては「栄養状態の維持，改善」なのです．ですから，義歯を装着しないと，食べられたとしても「栄養摂取効率は悪い」ということを説明する必要があります．

　高齢者の患者さんでは，いざ歯がなくなって初めて義歯をつくっても，使いこなしが難しいために義歯を装着できないことが多くみられます．一方，義歯を使い続けてきた患者さんは，意思疎通が困難であっても義歯を使いこなせることがあります．やはり，そのような義歯装着患者さんのほうが，栄養状態はよくなります．

表1：低栄養が原因となる病態・症状

- 貧血
- 褥瘡
- 骨塩量低下・骨折
- 免疫力低下
- 認知機能低下
- ADL低下
- QOL低下
- 老人性筋力低下

> サルコペニアともいい，低栄養になると体内の筋肉が栄養源として消費されるために起こるとされています．

> 低栄養では，リンパ球の減少，好中球遊走能の低下などが生じるとされています．

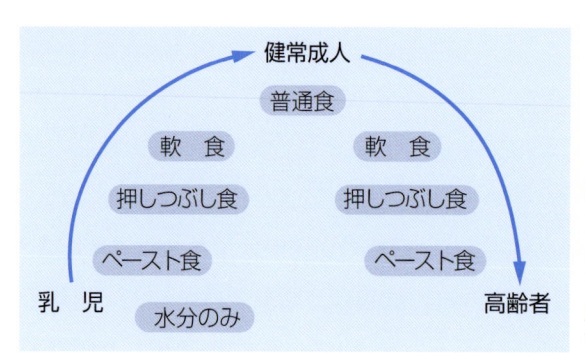

図1：食形態とライフステージ
乳児は口腔機能が上がるにつれ，健常者と同様の普通食が食べられるようになる．一方，高齢者は口腔機能が低下すると，徐々に摂取可能な食形態が低下していく．

2 摂食・嚥下機能からみた高齢者の口腔

　患者さんが無歯顎の場合，咀嚼に必要な舌の左右運動や咀嚼様の下顎運動がみられなくなります．そのかわり，舌を上下させることによる押しつぶし運動が増加します．この時点で普通食の摂取は困難になり，食物は押しつぶしで食べるようになります．さらに機能が低下すると，舌は前後に動き吸啜するような運動になり，ゼリー食やペースト食しか食べられなくなります．

> 乳児にみられる吸啜（乳首を吸って飲むこと）は，おもに舌の前後運動で行われます．

　乳児が離乳食を食べ始めてから，押しつぶし食，軟食，普通食と食形態が上がっていく[2]のと逆行するように，高齢者では普通食からだんだんと食形態が落ちていき，往々にして最終的にはゼリー食，ペースト食が必要となる場合が多くあります（**図1**）．また，高齢者では喉頭の位置が相対的に低く，嚥下反射も鈍くなっているため，誤嚥の可能性が高まります（**図2**）[3]．

3 「噛める義歯」から「押しつぶせる義歯」へ

　口腔機能に障害がない高齢者に対して義歯を作るとき，「噛める義歯」をめざすことはいうに及びません．これは，在宅や施設においても同様です．ただし，在宅や施設では，たとえば咀嚼機能が低下して舌による押しつぶしだけで食事をとっている場合など，「噛む必要のない義歯」を目指さざるをえない患者さんもいます．

　脳血管障害や加齢に伴う筋力低下のために舌の運動障害がある患者さんにとっては，舌と口蓋が接しにくくなるため，押しつぶしが困難になります．そのような場合，義歯（特に総義歯）の患者さんでは「噛める義歯」ではなく，食物を「押しつぶせる義歯」をめざすのが有効です．すなわち，噛むの

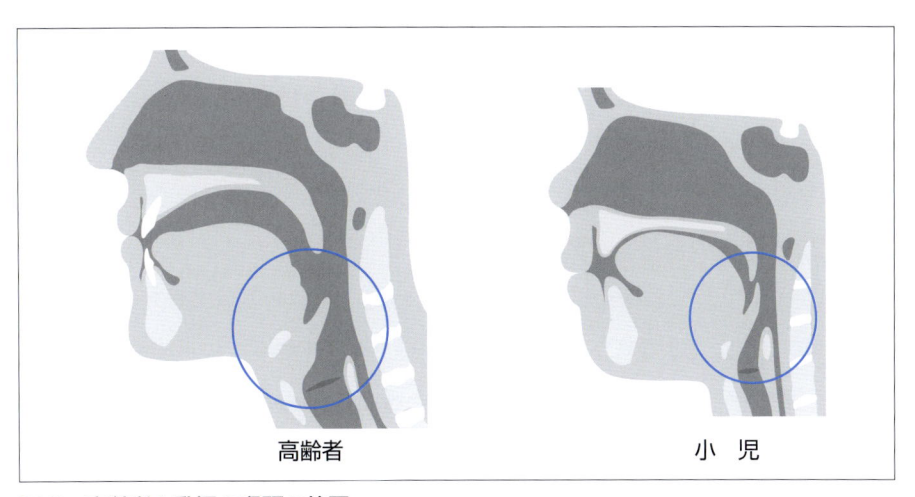

8 摂食・嚥下障害への歯科補綴的アプローチ

図2：高齢者と乳児の喉頭の位置
高齢者は喉頭の位置が相対的に低く誤嚥の危険性が高い．

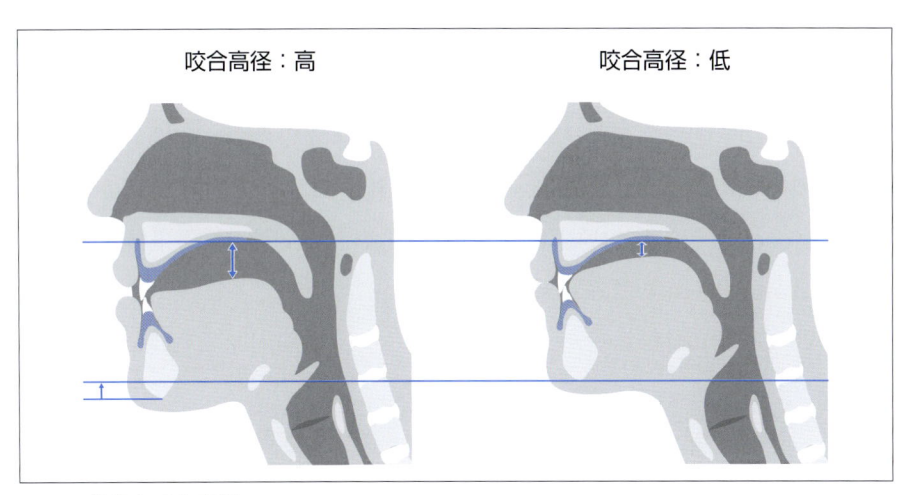

図3：義歯と咬合高径
舌の運動機能が低下した症例では，咬合高径を下げたほうが舌と口蓋の押しつぶしが容易になる．

に理想的な咬合高径より，高径が低い義歯のほうが舌と口蓋の距離が短くなるので，押しつぶしや送り込みが容易になります（図3）．

押しつぶしを助けるもう一つの方法として，舌と口蓋の位置関係を近づけるための舌接触補助床（PAP：palatal augmentation prosthesis）という補綴物があります[4]（後述）．

> 舌の動きが悪い症例において，舌が口蓋（床の研磨面）に接触することを補助するように設計された床のこと．

4 「押しつぶせる義歯」から「飲み込める義歯」へ

口腔機能が低下し押しつぶしも困難になった患者さんは，軟らかいゼリー

Ⅲ 障害の対処法

食やペースト食，流動食を摂取することになります．ゼリー食やペースト食を食べるときに，咬合高径が高く咬頭のしっかりした人工歯を配列した義歯は必要ありません．必要なのは嚥下しやすい義歯です．

口腔機能が低下した患者さんにとって，嚥下しやすいのは咬合高径が低い義歯です．食塊の移送や口腔送り込み時には舌が口蓋と接して口腔内圧を高めますが，そのときに接触しやすくするのも咬合高径の低い義歯です．なお，舌を口蓋に押しつけて嚥下することにより，嚥下時の奥舌の後方移動が促され，咽頭内圧が高くなり効率よく嚥下できると考えられています（アンカー効果）[5]．そのため，嚥下にとっても咬合高径は低いほうがよいのです（図4）．

咬合高径を低くする手段の究極は，義歯をはずすことです．ただ総義歯の場合，上下ともはずしてしまうと，問題なく嚥下できる患者さんも多々いますが，なかには嚥下時の下顎位が安定しないため，誤嚥や嚥下困難を呈する患者さんがいます（図5）．また，舌の前方の固定位置がなくなるために挺舌して嚥下するようになり，咽頭の圧が形成できなくなって誤嚥を呈してしまう患者さんもいます（図6）．そのような場合には，上顎だけ装着するというのも一法です．それにより，嚥下時の舌の固定位置がはっきりし，前方への突出が防止されるため，<u>嚥下機能が良好になる患者さんがいます</u>．

> なかには，自身の判断で上顎だけ義歯を装着しているような患者さんがいます．「見た目」も理由だと思いますが，機能的にも適しているのでしょう．

5 義歯をはずすとき

さて，食物を噛める義歯，押しつぶせる義歯，飲み込める義歯を考えてきましたが，やはり義歯がなくても嚥下できる，義歯を装着しないほうがうまく嚥下できる，という患者さんがいるのも事実です．

不適合な義歯を装着している（というよりも顎堤が吸収されているため，義歯の安定が悪い）患者さんでは，義歯を安定させようという方向に舌や頬が動いてしまうため，うまく嚥下できなくなることがあります．咀嚼の必要がない食物をとっている場合には，無理に義歯を装着せずに，はずした状態での嚥下を再学習してもらうのもよいでしょう．

また，上顎義歯は口蓋の接触感覚をなくしてしまいます．舌神経に麻痺がある患者さんに上顎の義歯を装着すると，固有口腔内の感覚が非常に鈍い状態になってしまいます．それは極端な例だとしても，口腔に食物をとどめたままにしてなかなか飲み込まないような義歯の患者さんでは，義歯が口蓋の

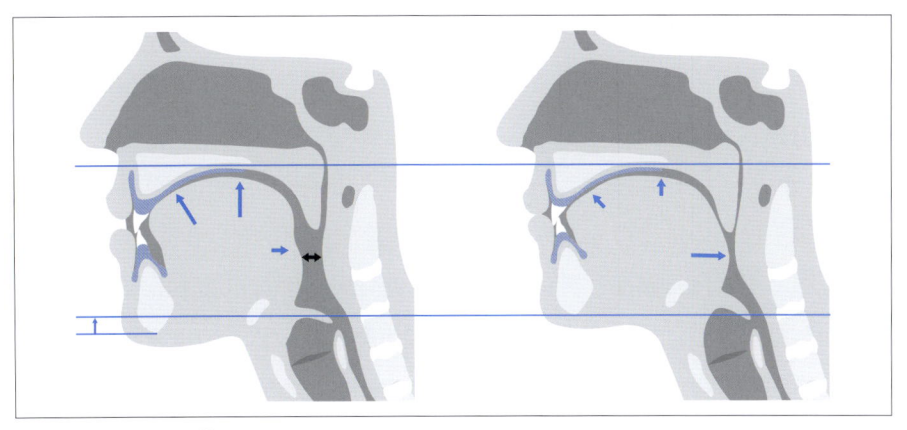

8 摂食・嚥下障害への歯科補綴的アプローチ

図4：咬合高径と嚥下圧
咬合高径を下げると，舌が相対的に後方に移動するため，咽頭内圧が上昇するといわれている．

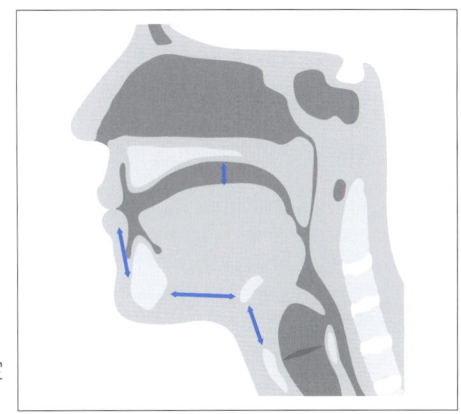

図5：義歯をはずしたときの嚥下
咬合が安定していない症例では，下顎が動くため下顎に付着している舌骨上筋群も不安定になり，嚥下機能が障害されることがある．

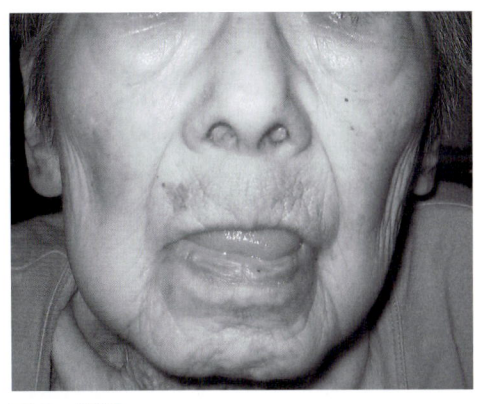

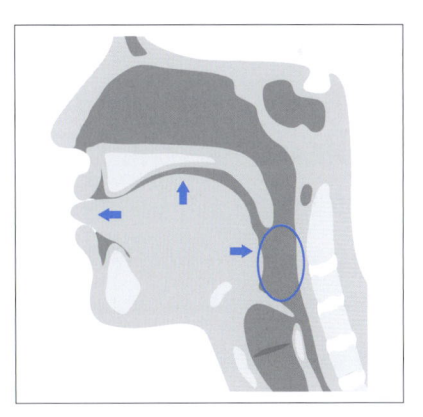

図6：挺舌
嚥下時に挺舌がみられる無歯顎の症例．このような症例では，舌によって生じる咽頭内圧が低下するため，嚥下機能が障害されることがある．

Ⅲ 障害の対処法

感覚を奪っているために口腔への入力刺激が弱くなっている場合もあります．咀嚼を要する食物をとっていない患者さんでは，義歯をはずしてみるというのも摂食・嚥下障害の治療になることがあるのです．

「今日から義歯をはずしてください」という指示は，なかなか歯科医師としては出しにくいことでしょう．しかし，患者さんが義歯を着けたがらない，というのであれば，義歯と摂食・嚥下機能の関係を評価したうえで「はずす」指示をしたほうがよい場合もあります．義歯を入れられるのは歯科医師しかいませんが，このように，義歯をはずしてよいという適切な判断ができるのも，歯科医師しかいません．

もちろん，やみくもに義歯をはずすことは避けなければなりません．義歯をはずしてしまうことによって，口腔機能の廃用を惹起する可能性があります．口腔機能が低下したから義歯をはずしたのではなく，義歯をはずしたから口腔機能が低下したのでは，元も子もありません．口腔機能や摂食・嚥下機能を評価したうえで，義歯の要否を決定してください．

6 咬合高径の決定

歯がある場合には，患者さん自身の歯が咬合接触するように咬合高径を決定したほうが受け入れがよく，摂食・嚥下機能にもよい影響を与えます．咬合高径を上げたほうが噛みやすい，作製しやすい，と思っても「歯を接触させる」ということを重視してください．たとえば，義歯を装着してから経口摂取が進まなくなった認知症の患者さんでは，咬合高径を下げて歯が当たるように調整した途端に，摂取量が増加するということもあります．

いずれにしても，全例ではないにせよ「咬合高径を低くすると嚥下しやすくなる患者さんがいる」ということを知っておくことは重要です．では，どのような患者さんで咬合高径を下げればよいのでしょうか．どれだけ，咬合高径を下げればよいのでしょうか．残念ながら，これらの疑問に対する明確な答えは今のところありません．現在，超音波検査や接触圧センサーを使った研究が進んでいるところですが，これらの診断基準が確立され，訪問歯科診療下で使用できるようになるには少し時間がかかりそうです．

現在のところ，訪問歯科診療で可能な咬合高径の決定について参考になるものとしては，パラトグラムがあります．簡単にできるものとして，ワセリ

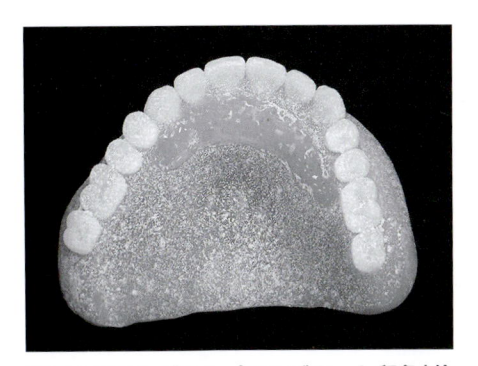

図7：パラトグラム（アルジネート印象材）
アルジネート印象材を用いたパラトグラムの一例．前方のみが接触して印象材が剥がれているが，その他の部分は印象材が残っており接触していないことがわかる．

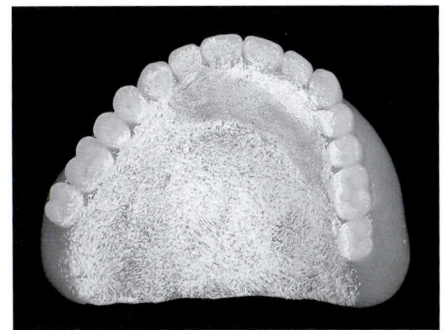

図8：パラトグラム（デンスポット）
デンスポットを用いたパラトグラムの一例．印象材と同様，接触した部分はデンスポットが剥がれている．デンスポットは使い慣れてくると，強く接触したところと，弱く接触したところが判定できる．

ンとアルジネート印象材を用いる方法，デンスポットを用いる方法の二つがあります．ただし，どちらも上顎に床タイプの義歯が入っているときに限ります．

（1）ワセリンとアルジネート印象材を用いる方法（図7）

まず，上顎義歯の研磨面にワセリンを薄く塗ります．そこにアルジネート印象材を振りかけて，軽く払います．そうすると，薄く一層だけアルジネート印象材が義歯についた状態になります．印象材がついた部分がどこにも触れないようにして，義歯を装着します．装着後，患者さんに唾液を嚥下してもらいます．どこにも触れないようにして義歯を取り出し，研磨面を観察します．舌接触があった部位は印象材が剥がれますが，接触がなかった部位には印象材が残ります．接触がなかった部位が認められた場合には，咬合高径が高い可能性を疑います．

（2）デンスポットを用いる方法（図8）

上顎義歯の研磨面にデンスポットを一層塗ります．研磨面が口腔粘膜に触れないように義歯を装着し，装着後に唾液嚥下を指示します．義歯を取り出して研磨面を観察し，義歯の適合をみるときと同様に，接触部位の有無をみます．印象材のときは接触の有無しか判断できませんが，デンスポットは慣れてくると接触の強さまで推察できるようになります．

III 障害の対処法

7 咬合面形態

　咀嚼している患者さんでは，咬合面形態も重要です．長年使われた義歯は，咬合面形態が不良になっていることがよくあります（図9）．これでは噛みにくいので，「新しい義歯を」と考えがちです．しかし，同じ義歯を長年使っていると，咀嚼サイクルが，その咬合面形態にあった動きになっています．新義歯で新しい咬合を付与するということは，長年培った咀嚼サイクルではないサイクルを学ぶ必要があるということです．咀嚼も運動ですので，高齢者にとって新しい運動を身につけるということは，往々にして非常に困難なものです．また，顎関節やその周囲組織が，長年使っていた咬合面形態に合った形態に適合していることもあります．その結果，義歯を新しく作っても着けてもらえない，着けると食欲がなくなる，といったことが起こります．

　高齢の患者さんでは，咬合面形態を変えないほうがいい場合が多くあります．調整はリベースとリライニングが主体となります．

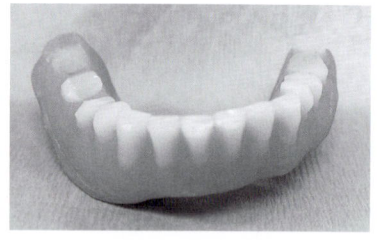

図9：長期使用義歯の咬合面形態
咬合面が咬耗してしまった義歯．咬合面形態が不良であるが，この義歯に新しく咬合面形態を付与すると，新しい咬合面を使いこなすだけの運動の可塑性が必要となる．高齢者では運動の可塑性が低下しているため，義歯の新製や咬合面形態の変更は慎重に行う必要がある．

特殊な補綴物

　摂食・嚥下にかかわる特殊な補綴物として，PAP（palatal augmentation prosthesis；舌接触補助床）[4] と PLP（palatal lift prosthesis；軟口蓋挙上装置）[6] があります．訪問歯科診療で用いることは少なく，その調整には検査機器や専門知識が必要です．ここでは概略を説明しますので，詳細は成書を参照してください．

1 PAP（palatal augmentation prosthesis；舌接触補助床）

　舌と口蓋が接触しない，もしくは接触しても力が弱い患者さんに対して用います（図10）．上顎の義歯（義歯を装着していない場合は口蓋床）の口蓋

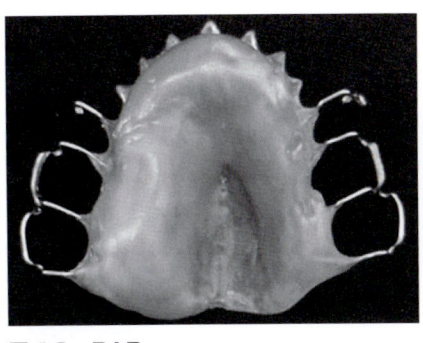

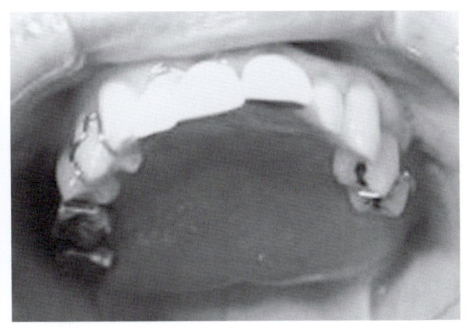

図10：PAP
舌が口蓋に届きにくい症例に対して用いる．口蓋の床を厚くすることで相対的に近づけることにより，舌接触を補助する装置である．左；PAP，右；PAP装着時．

部を厚くして，舌と口蓋部の距離を近づけることにより接触を補助し，食塊の移動や送り込みを容易にすることを目的としています．また，舌が口蓋に力強く接触することにより，奥舌の後方運動による咽頭内圧形成を補助することも期待できるといわれています．

全部床義歯の患者さんでは，比較的容易に咬合高径を下げることができますが，部分床義歯の患者さんや天然歯で咬合している患者さんでは，咬合高径の調節が困難です．そのような患者さんでは，PAPを試みるのもよいでしょう．ただ，違和感がある，口蓋の接触感覚を阻害する，後端の移行部の形態が難しい，などの欠点もあります．

作製方法としては，軟性レジンや粘膜調整材を用いて舌可動域の動的印象を採る方法や，レジンを筆盛りで添加していく方法，ワックスを盛って調整してからレジンに置き換える方法があります．調整には，咬合高径の決定で用いたパラトグラムを用いるのが訪問診療向きです．

2 PLP (palatal lift prosthesis；軟口蓋挙上装置)

軟口蓋の挙上が悪いために，鼻咽腔閉鎖不全がみられる患者さんに対して用います（図11）．義歯もしくは口蓋床の後方に挙上子を付与して作製します．この挙上子が軟口蓋を鼻咽腔閉鎖平面である口蓋平面まで持ち上げることにより，鼻咽腔閉鎖を補助します．精密な調整には側方頭部X線撮影や内視鏡検査が必要となります．

PLPは発音時の鼻咽腔閉鎖不全に対しては広く用いられますが，鼻咽腔閉鎖不全症例であっても摂食・嚥下障害を呈さないことが多々ありますの

発声時や嚥下時に，軟口蓋と咽頭側・後壁による口腔咽頭と鼻腔の分離がうまくいかないことをいいます．鼻咽腔閉鎖不全があると呼気や食物が鼻腔に漏れてしまいます．

X線撮影ではPLPが軟口蓋を挙上できているかどうか，内視鏡検査では実際の機能時に鼻咽腔が閉鎖できているかどうかをみて調整します．内視鏡はレンズ特性のため長さや面積を測れないので注意が必要です．

Ⅲ 障害の対処法

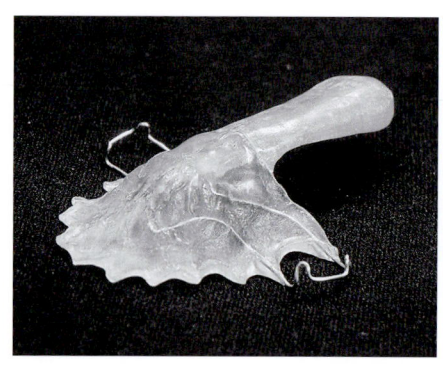

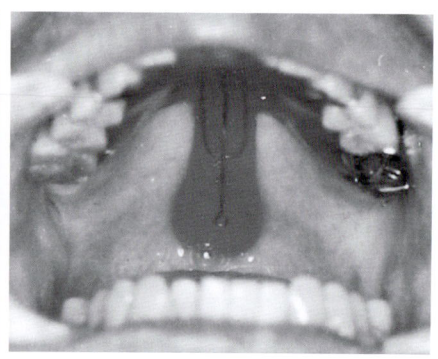

図11：PLP
鼻咽腔閉鎖不全の症例に対して用いる．軟口蓋を挙上させることにより，鼻咽腔の閉鎖運動を補助する装置である．嚥下障害例への適用は慎重に判断する必要がある．左；PLP，右；PLP装着時．

で，嚥下用のPLPの適応決定には慎重を要します．また，重度の舌の運動障害がある患者さんでは，軟口蓋を持ち上げてしまうと舌との接触が悪くなるため，かえって嚥下が困難になります．そのときは，挙上子を厚くする，挙上子と床の連結部を弾性のあるワイヤーにするなどの工夫をします．

挙上子の作製や調整は，習熟した術者でないと難しく，専門的な機器も必要となります．不適合なPLPは，違和感が強いだけでなく，かえって摂食・嚥下障害を惹起することや軟口蓋の褥瘡の原因となることがあります．作製は専門機関に任せ，訪問診療下ではクラスプの調整や異常の有無のチェックを担当するのが現実的です．

> 機械的な持続圧迫による虚血により生じますが，低栄養がそれを惹起し，治癒機転も遅らせます．難治性の褥瘡が，栄養状態を改善することにより治癒するということがよくあります．

9

訪問診療で行う口腔ケアとその指導

日常的な口腔ケアが行えてこそ，患者さんの状態は改善します．しかし，日常的な口腔ケアは介護者や家族など，いわゆる専門職以外の協力が不可欠です．方法や注意点などをできるだけわかりやすく指導することが大切です．

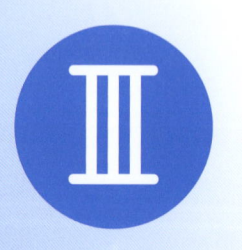

III 障害の対処法

⑨ 訪問診療で行う口腔ケアとその指導

はじめに

　摂食・嚥下障害の患者さんに対応する場合，口腔ケアは欠かせません．恒常的に良好な口腔衛生状態を保つことは，誤嚥性肺炎の予防に不可欠な要素です．しかし，対象となる患者さんの日常的な口腔ケアは，多くの場合，介護者または家族にゆだねられることとなります．したがって，このような患者さんに対しては，われわれが口腔清掃を行うというよりも，日常的にどのように行えばよいのかを指導するという立場でプロフェッショナルとして携わることが重要となります．

　現在ではいろいろな口腔ケアの方法が紹介されていますが，日々の介護現場では，どうすればいいのかわからず困っている人が意外と多いことに気づかされます．これは，日常的に口腔ケアを行うスタッフや家族が，口のなかの状態をみることに慣れていないのが大きな原因だと思います．つまり，口腔ケアについての情報をたくさん入手しても，そのような方々にとって，どの方法をどの患者さんに用いればよいのかは，判断が難しいことがままあるのです（図1）．

　なお，一口に口腔ケアといっても，現在では「専門的口腔ケア・日常的口腔ケア」また「機能的口腔ケア・器質的口腔ケア」などさまざまな方法論が紹介されています．ここでは，純粋に口腔衛生状態改善目的の意味で口腔ケアという用語を使います．

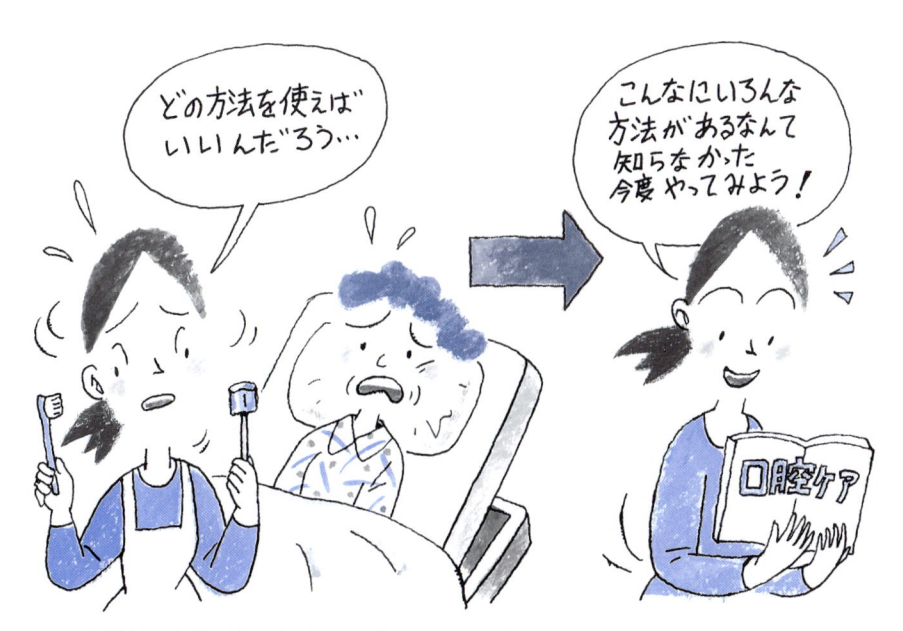

図1：介護者，家族が行う場合の口腔ケアの問題点

口腔ケアフローチャート

Ⅲ 障害の対処法

1 口腔内状態の分類

筆者らの過去の調査では、口腔内の汚れの状態を大きく五つに分類しています（**表1**）[1]．これらを口腔ケア的な見地から説明すると、著しい口臭があり、粘性の痰が多い群（粘性痰付着型：**図2-**①）、著しい口臭があり、痰が乾燥している群（乾燥痰付着型：**図2-**②）、著しい口臭があり、痰ではなく通常の舌苔が付着している群（舌苔付着型：**図2-**③）、残存歯が多く、汚い群（歯垢・歯石付着型：**図2-**④）、痰や舌苔の付着はないものの、口腔内および口腔周囲が乾燥している高齢者の群（口腔内乾燥型：**図2-**⑤）となりました．そのほか、もちろん上記の特徴的な型に属さない例も存在しますが、

表1：口腔状態の分類（戸原，下山, 2005.[1]）
- 粘性痰付着型*
- 乾燥痰付着型*
- 舌苔付着型*
- 歯垢・歯石付着型
- 口腔内乾燥型
- その他の型（特徴的な状態を呈さない）

*これらの型には著しい口臭あり．

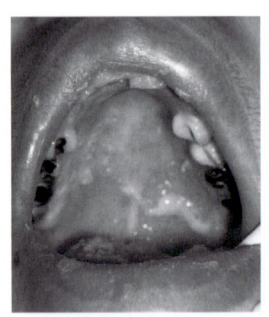

①粘性痰付着型* 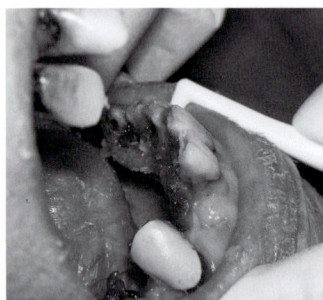　②乾燥痰付着型* 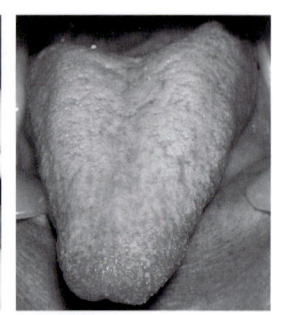　③舌苔付着型*

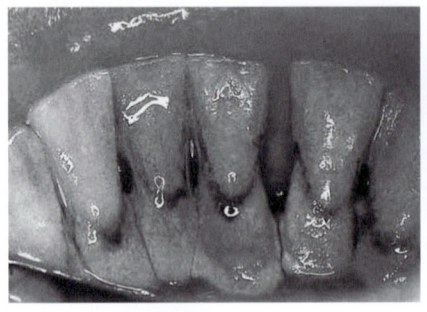

④歯垢・歯石付着型 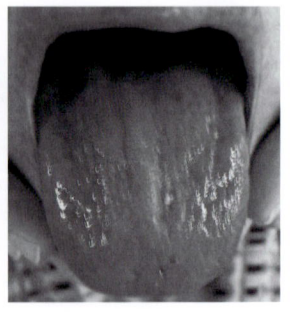　⑤口腔内乾燥型

図2：口腔状態の典型例
*著しい口臭あり．

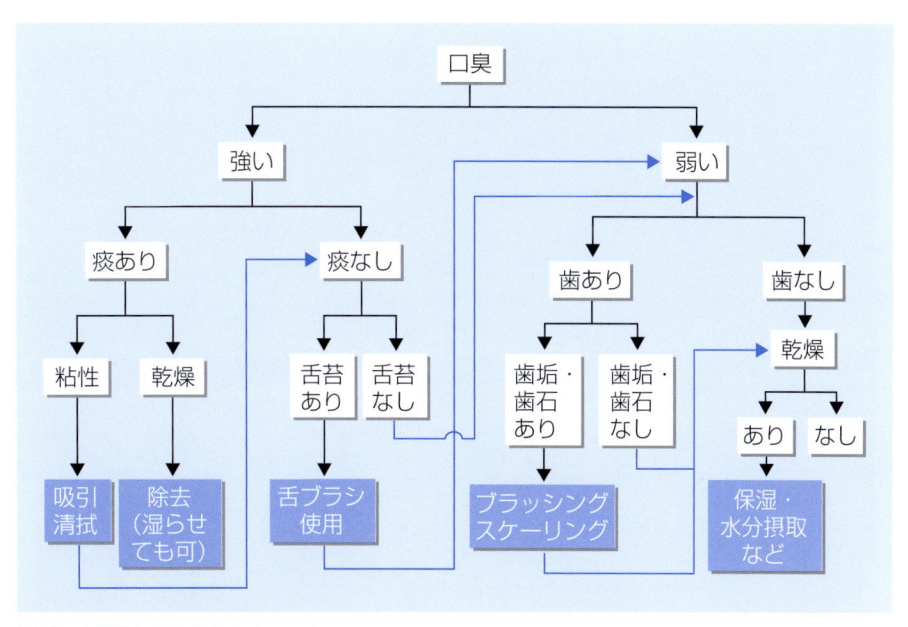

⑨ 訪問診療で行う口腔ケアとその指導

図3：口腔ケアフローチャート
義歯がある場合は必ずはずしてからケアを行う．口唇より出血がある場合ワセリンを塗布してから行う．

典型的な状態の分類が，理解を容易にします．

2 口腔ケア実施の手順

前述の分類結果に臨床的な考察を加味して作成されたのが，**図3**のフローチャートです．おもな使用者を介護者と家族と考え，評価項目は口臭，痰，舌苔，歯の有無のみとして，できるだけ簡便にしてあります．このフローチャートに沿って，左側の流れより説明します．

(1) 口臭・痰の確認

まず口臭を確認し，著しい口臭がある場合には，第一に痰の有無を確認します．痰がある場合にはそれが粘性のものか，乾燥しているものかを確認して，粘性の痰があれば吸引または清拭にて除去するように指導します．清拭には，「Toothette」や「くるリーナブラシ」を用いるのが便利です（**図4**）．粘性の痰を巻き取るのにはくるリーナブラシが，粘膜表面を擦って清掃する際にはToothetteが便利です．

乾燥した痰は，容易に剝がせる場合や歯に直接付着しているものはピン

Ⅲ 障害の対処法

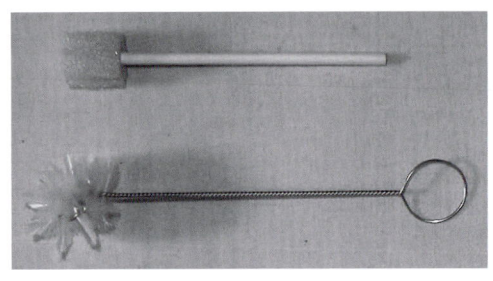

図4：Toothette，くるリーナブラシ

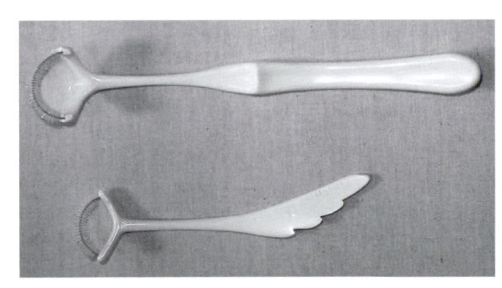

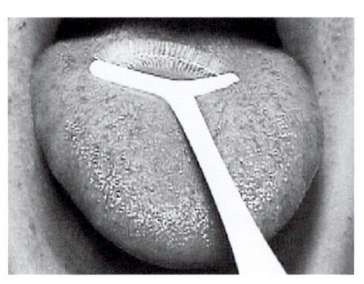

図5：舌ブラシ
左：舌ブラシ，右：舌を引き出した状態でブラシを手前に引くように動かす．

セット等で除去できますが，粘膜に強固に付着している場合には湿らせながら除去する必要があります．この場合，湿らせると同時に，痰の上から指で粘膜を擦りながら刺激を加えて唾液分泌を促して，痰を浮かせるのも有効です．また，乾燥した痰がある程度溶けてくると，以前にはなかったような口臭が発生してくる場合があります．

(2) 舌苔の状態の確認

著しい口臭があるけれども痰がない場合，もしくは痰が除去できた場合には舌苔の状態を確認します．舌苔は舌ブラシで除去しますが (**図5**)，ブラシを口の奥まで入れると嘔吐反射を誘発してしまいます．舌をできるだけ突出させるか，ガーゼやティッシュペーパーで舌を保持して口腔外に引き出すと清掃しやすくなります．なお，カンジダ症の場合はブラシでは容易に除去できないので，抗真菌剤を処方するようにします．

(3) 歯の確認

著しい口臭が認められない場合や，痰および舌苔が除去できた場合には歯

を確認します．もちろん口臭があるものの，痰も舌苔も確認できなかった場合もこのレベルに入ります．ここで示す歯の確認とは，単純に歯が"ある"か"ない"かを把握することです．歯がある場合には，歯垢・歯石の付着をみるようにします．歯垢は歯ブラシ，歯間ブラシなどで除去します．歯石があれば，必ずわれわれ歯科医療従事者が除去します．また，介護スタッフや家族は残根を歯と認識できずに，清掃を行わないことが多くありますので，指導の際には，残根も歯であり清掃や治療が必要であることを必ず伝えます．

（4）口腔乾燥状態の確認

痰，舌苔，食渣および歯垢・歯石が除去できた場合や，もともと著しい口臭がなく歯がない症例では，口腔乾燥状態を確認します．乾燥している場合には，保湿剤を使用します[2]．

上記の流れは1回の口腔ケアだけでなく，経常的にケアを進めていく場合にも意識することが大切です．また漫然と行うよりも，最低限の目標は著しい口臭がない状態と設定して，その次の目標を一般的なレベルで衛生状態が良好な状態とすると行いやすくなります．

また，上記のフローチャートに義歯の存在に触れる部分はありませんでしたが，口腔ケアを行う前には義歯を必ずはずして清掃するよう指導します．特に，「入れ歯ってはずさないといけないんですか」という声をいまだに聞くことがありますので，口腔清掃時だけでなく就寝時にもはずしているかを確認することも必要です．さらに，著しく汚染した義歯はカンジダの強力なリザーバーとなるために[3]，使用を控える，新製する，抗真菌剤を用いるなどの対処が必要となります．

口唇の乾燥が著しく，開口に伴い出血が認められる場合には，ワセリンなどを塗布してからケアするようにします．また，口輪筋が著しく萎縮していることで，開口が困難な場合もあります．このようなときには輪ゴムをゆっくり伸ばすようなイメージで，十分に口唇の可動域を確保してから行うとよいでしょう．

Ⅲ 障害の対処法

その他の注意点

自分が歯を磨かれることを認識できていない場合，知らない人が突然来て口を触れたら，嫌がられるのは当然です．可能な限り，自分が口腔ケアとその指導を

表2：開口のための手技

1. 口の中に指を入れる
   口唇にそって指を滑らせると入りやすい
2. 開口しない場合は手技を試す
   K-point 刺激[4]，口腔前庭を押し下げる
   少し開いたら口蓋を歯ブラシで刺激
3. 開口が保持できない場合はバイトブロック使用

行うことを患者さんに理解してもらうようにします．しかし，認知症などで理解が困難である場合には，口を触らせてくれるように説得しても無駄なことが多くあります．このようなときは，無理な説得を行わずに自然な流れで口を触ってみる，口腔ケアを行う人を代える，診療の時間を変える，白衣を脱ぐ，どうしても不可能であればその日はあきらめるなど，なるべく柔軟に対処しましょう．

なかなか口を開こうとしない人に対して，口唇から指をねじ込むと，かえって口を強く閉じてしまう場合が多くあります．この場合，指を口裂に沿って滑らせるようにすると，比較的入りやすくなります（表2）．次いで，指を口に入れても口を開こうとしない場合にはK-point 刺激[4]（「6.摂食・嚥下訓練」，p.78参照），口腔前庭を押し下げる，少し口が開いたところで歯ブラシの柄などで口蓋を刺激するなどの手技により開口する場合があります．次いで，開口を保持できない場合には，バイトブロックの使用を考えます．

また，口腔ケア時の誤嚥を防ぐ体位には，ファーラー位，セミファーラー位がよいとされています（図6）．しかし，完全に防ぐことは不可能なので，誤嚥の危険性が非常に高いと思われる場合には，二人がかりで口腔ケアを行い一人が吸引を行う，もしくは吸引付き歯ブラシを導入するなどの方法をとりましょう．

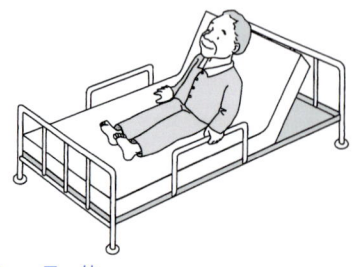

ファーラー位
（頭部を45～60度挙上した体位，半座位）
患者にとって疲労しにくく，食事時や座位の休息などに適する．ずり落ちる場合もあるので注意する．

セミファーラー位
（上半身を15～30度挙上した体位）
ほとんど体を起こせない患者を少しでも誤嚥しにくくする．介護者も操作しやすいが，口腔清掃では顔だけでも横（側臥位）に近くしたほうが，誤嚥を防げる．

図6：誤嚥を防ぐ体位

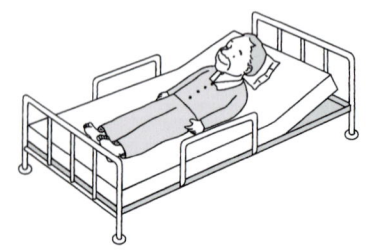

IV

リスク管理

10

全身管理

摂食・嚥下機能は，当然のことながら全身状態に大きく影響されます．しかし，高齢者では特に症状の変化が不明瞭で，管理が困難な場合が少なくありません．医科と連携しながら，情報の共有に心がけることが大切です．

Ⅳ

リスク管理

10 全身管理

はじめに

摂食・嚥下障害を発症する疾患はさまざまで，成人，高齢者では脳血管障害，神経・筋疾患，長期臥床による廃用症候群，認知症などが該当します．症状も麻痺や拘縮などの身体症状のみならず，低栄養，脱水，活動性低下など多くのことが関連します．したがって，訪問先で経口摂取に向けたアプローチをする際，全身状態の把握を最初に行うことが大切です．しかし，特に高齢者では疾患が顕在化しにくいうえ，全身状態を評価することは歯科の専門外の領域でもあり，苦手意識を持つ人もいるのではないでしょうか．そこで，本章では，摂食・嚥下障害に対応するうえで知っておきたい全身状態の評価法ならびに管理法について説明します．

全身状態の把握

1 全身状態の評価項目

摂食・嚥下障害に対処するにあたり，重要な評価項目を**表1**に示します．まず基本情報として，全身疾患の既往歴，現病歴をきちんと把握しておくことが大切です．できるだけ主治医から紹介状をもらったり，こちらから照会したりして，診療情報を得るようにします．そうすれば，リスクマネジメントのうえでも主治医と連携している点で有利です．情報が得られたら，摂食・嚥下障害の発症に至った経緯を整理しましょう．

原疾患を知るだけで，ある程度の症状や予後までイメージすることができます．たとえば脳血管障害は麻痺，失調，高次脳機能障害などを呈し，石井ら[1]によれば急性期患者の45～65%に摂食・嚥下障害が発症するといわれています（種々の報告の平均は，概ね30%程度）．しかし，慢性期に障害を

表1：全身状態の評価項目

基本情報	・既往歴 ・現病歴	
日常生活	・体温 ・血圧 ・経皮的動脈血酸素飽和度（SpO$_2$） ・脈拍数 ・食事摂取量	・排尿・排泄 ・服薬状況 ・吸痰 ・体重　など

年　月								
入所日数								
P. 150	T. 40.0							
130	39.0							
110	38.0							
90	37.0							
70	36.0							
50	35.0							
尿量／回数								
最終便	便回数							
特別食（　）								
食事形態（　）								
摂取量	朝							
	昼							
	夕							
シーツ交換								
医師指示事項	リハビリテーション							
	体操							
	レクリエーション							
	一般浴・特浴・清拭							
	洗濯（家人・業者）							
	面会							
	血圧（毎日・　回／w）							
	体重測定（1回／　）							
	握力測定（1回／　）							
	BS測定							
	SpO_2							
注射・処置・検査								
部屋：（　人）								
物品貸出								
電話代								

図1：経過表

有する者は，数％まで減少します[1)]．また，パーキンソン病は振戦，筋固縮，無動などにより自食困難を含め，あらゆる摂食・嚥下障害を呈し，予後不良であることなどがあげられます．

日常生活でも把握しておきたい項目があります．特別養護老人ホームや老人保健施設であれば常勤の看護師がおり，経過表（**図1**）などの記録と合わ

263-00690

せた十分な体調管理が行われています．経過表には体温，血圧，経皮的動脈血酸素飽和度（SpO_2），脈拍数，食事摂取量，排尿・排泄，服薬，吸痰，体重などがコメントとともに記載されているので，疾患の徴候を把握しやすくなっています．在宅の場合も，体温などできる限り経過をみることができるのが理想です．訪問診療下で摂食・嚥下障害に対処する際，これらは全身状態の重要な評価項目となるので確認する習慣をつくりましょう．

2 意識レベル

意識障害は一般的に「清明度」の低下を表しますが，意識がない状態では，いかなる経口摂取のアプローチも奏功するとはいえません．訪問歯科診療では，よく寝ているのか覚醒しているのか判断しにくい患者さんをみますが，最低限覚醒していることが条件となります．

意識障害は客観的な判断が重要です．判断基準は，日本でよく使用されているJapan Coma Scale（JCS, 3-3-9度方式，**表2**）と，世界的に広く使用されているGlasgow Coma Scale（GCS，**表3**）が一般的です．これらを参考に摂食・嚥下リハビリテーションでかかわる目安を考えていきます．JCSによれば，少なくとも「刺激に応じて一時的に覚醒する」2桁以上でなけれ

表2：Japan Coma Scale（JCS）

Ⅰ	覚醒している（1桁の点数で表現）	
0		意識清明
1（Ⅰ-1）		見当識は保たれているが意識清明ではない
2（Ⅰ-2）		見当識障害がある
3（Ⅰ-3）		自分の名前・生年月日がいえない
Ⅱ	刺激に応じて一時的に覚醒する（2桁の点数で表現）	
10（Ⅱ-1）		普通の呼びかけで開眼する
20（Ⅱ-2）		大声で呼びかけたり，強く揺するなどで開眼する
30（Ⅱ-3）		痛み刺激を加えつつ，呼びかけを続けると辛うじて開眼する
Ⅲ	刺激しても覚醒しない（3桁の点数で表現）	
100（Ⅲ-1）		痛みに対して払いのけるなどの動作をする
200（Ⅲ-2）		痛み刺激で手足を動かしたり，顔をしかめたりする
300（Ⅲ-3）		痛み刺激に対し全く反応しない

この他，R（不穏）・I（糞便失禁）・A（自発性喪失）などの付加情報をつけて，"JCS200-I"などと表現される．

表3：Glasgow Coma Scale（GCS）

開眼機能（Eye opening）「E」
4点：自発的に，または普通の呼びかけで開眼
3点：強く呼びかけると開眼
2点：痛み刺激で開眼
1点：痛み刺激でも開眼しない

言語機能（Verbal response）「V」
5点：見当識が保たれている
4点：会話は成立するが見当識が混乱
3点：発語はみられるが会話は成立しない
2点：意味のない発声
1点：発語みられず

運動機能（Motor response）「M」
6点：命令に従って四肢を動かす
5点：痛み刺激に対して手で払いのける
4点：指への痛み刺激に対して四肢を引っ込める
3点：痛み刺激に対して緩徐な屈曲運動
2点：痛み刺激に対して緩徐な伸展運動
1点：運動みられず

「E○点，V○点，M○点，合計○点」と表現される．正常は15点満点で深昏睡は3点．点数は小さいほど重症である．

ば経口摂取はアプローチ不可能です．「刺激しても覚醒しない」3桁では，口腔ケアの継続による口腔・咽頭の清潔と機能維持が唯一行い得ることであり，どのようにすれば日中の覚醒を促すことができるか，生活リズムの検討を介護者とともに行う必要があります．くれぐれも寝ている患者に無用心に経口摂取させることのないよう，気をつけましょう．

覚醒状態だけでなく，せん妄の有無や程度を知ることも重要です．

3 呼吸の状態

口腔や咽頭は呼吸と栄養摂取の共通の通路であることから，摂食・嚥下障害では往々にして呼吸にかかわるトラブルがみられます．最たる症状は食物の誤嚥や窒息であり，生命にかかわるものですが，分泌物の貯留も食塊の通過障害や呼吸不全をもたらします．したがって，摂食・嚥下にかかわるにあたり，気道はクリアで呼吸はよい状態であることが望ましいことは述べるまでもありません．

呼吸状態を把握するフィジカルアセスメントには，視診，触診，打診，聴診があります[2]．本来であればいずれも行うべきですが，訪問先で摂食・嚥下障害に対処することを前提とした場合，すべてを行うのは時間的に無理があります．少なくとも喘鳴や湿性嗄声などの外部観察から，分泌物貯留や気道閉塞の状態にまず注意を向けます．聴診器を常備して聴診することが理想的です．聴診は肺内の換気の状態や，気道内分泌物の有無および位置を，聴診器を介して呼吸音から把握します[2]．呼吸音は正常呼吸音と副雑音に分けられ（表4，5），図2に示す部位を順に聴診します[3]．なお，同一部位を必ず1呼吸サイクルは聴診するようにします．副雑音を認める場合は呼吸理学療法が適応となり，理学療法士（PT）と連携するように心がけてください．

呼吸にかかわるその他の評価手段としては，パルスオキシメータによる経皮的動脈血酸素飽和度（SpO_2）の測定が有効です．安静時SpO_2に対し，摂

表4：正常呼吸音（森沢，佐野，2004[2]．）

	聴取部位	特徴
気管支音	胸壁正中部と近傍胸骨上	呼気≧吸気 高音，吸気と呼気の間に小休止
気管支肺胞音	肺尖部・背部肩甲骨間	呼気≧吸気 中等音，小休止の間隔が短くなる
肺胞音	その他肺野・肺底部	吸気≧呼気（1/3 程度） 吸気時高音，呼気時低音，小休止なし

表5：副雑音（森沢，佐野，2004[2]．）

	わが国の分類	特徴	考えられる異常
断続性 湿性ラ音	水泡音（粗）	・破裂音，比較的大きい ・低調性，吸気初期から出現 ・吸気・呼気に聴取	誤嚥など 音源は中枢性気道
	捻髪音（細）	・高調性，小さい ・吸気後半に出現 ・呼気には聞こえない ・肺底部で聴取	痰のない間質性肺炎 音源は末梢性気道
連続性 乾性ラ音	笛（様）音 （高音性）	・持続時間は 250 ms 以上 ・高調性は 400 Hz 以上	比較的末梢気道の狭窄など
	いびき（様）音 （低音性）	・持続時間は 250 ms 以上 ・低調性は 200 Hz 以下	比較的中枢気道の狭窄など

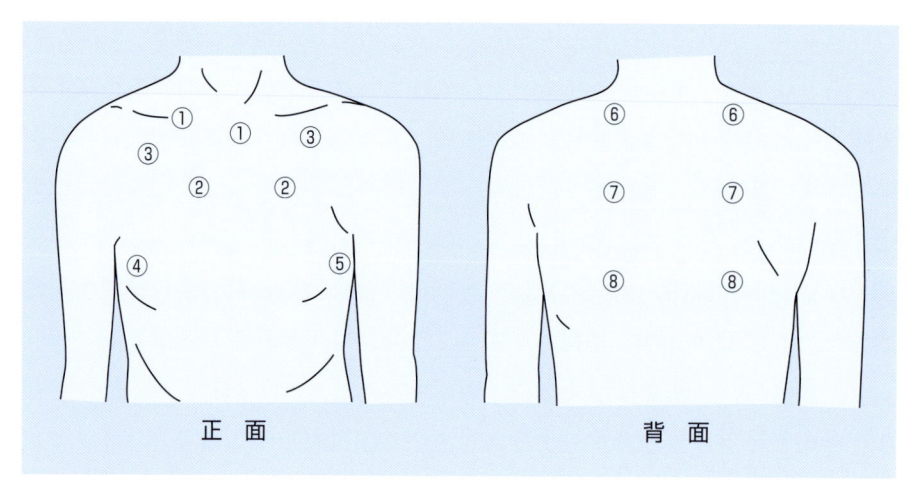

図2：聴診の位置
①気管支呼吸音　②肺門部　③肺尖部　④右中肺区　⑤左舌区　⑥肺尖区　⑦上下葉区
⑧後肺底区（S_{10}）

食・嚥下時SpO_2の低下は対象患者に対する負荷を定量的に評価しているとで考えられます．パルスオキシメータはハンディタイプもあり，訪問歯科診療では便利です．

4 循環機能の状態

　訪問歯科診療で摂食・嚥下障害者の循環器トラブルに遭遇するケースは，一般的には少ないでしょう．脈拍や血圧，心電図のモニタリングを行っている場合も少ないため，既往歴からの把握が中心となりますが，摂食・嚥下リハビリテーションではむしろ，体幹角度調整や，間接訓練，直接訓練に伴う頻脈，血圧変動のリスクがあるため，周知しておくべきでしょう．つまり，常に臥位をとっている患者さんのギャッジを上げる場合や，これまで口から食べていない患者さんが食べ始める場合には，誤嚥のみならず循環器機能の状態にも気を配ることが重要です．

11

誤嚥性肺炎

誤嚥性肺炎は高齢者では致死的な疾患であり，窒息と並んで特に注意を要する摂食・嚥下障害の合併症です．嚥下治療の際は，誤嚥性肺炎を予防することが最も重要です．しかしながら，どんなに注意していても誤嚥性肺炎を生じることがありますので，その対処法を知っておかなければなりません．

Ⅳ

リスク管理

11 誤嚥性肺炎

誤嚥性肺炎とは

　食物や唾液の誤嚥に引き続いて起こる気道の炎症のことを総じて，臨床では「誤嚥性肺炎（広義）」とよんでいます．そのなかには，肺に炎症が及ぶ「誤嚥性肺炎（狭義）」と気管支に炎症が生じる「びまん性嚥下性細気管支炎」を含んでいます[1]（図1）．この章では，特にことわらない限り，誤嚥性肺炎とは広義の誤嚥性肺炎のことをさします．

　誤嚥したからといって，必ずしも肺炎につながるというわけではありません．私たちもときどき誤嚥することがありますが，肺炎にはなりません．誤嚥に引き続き肺炎が生じるかどうかは，①誤嚥したものの量，性質（気道に為害性があるか），②喀出能力（力強く咳払いができるか），③体力・免疫力のバランスで決まります（図2）．誤嚥してもその量が少なく，誤嚥したものが清潔（たとえば滅菌した生理食塩水など）であれば肺炎は生じません．また，誤嚥をしても，喀出が可能で，体力があれば，肺炎を生じることなく

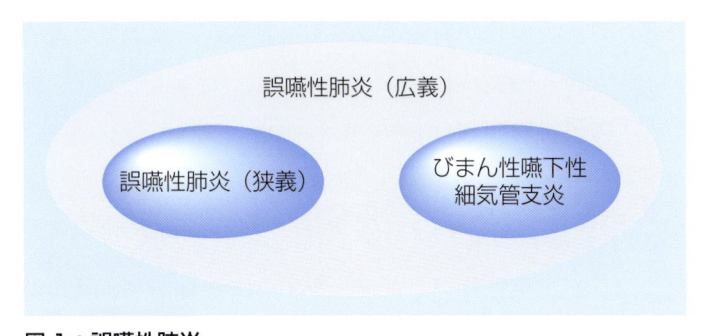

図1：誤嚥性肺炎
広義の誤嚥性肺炎には，狭義の誤嚥性肺炎とびまん性嚥下性細気管支炎が含まれる．

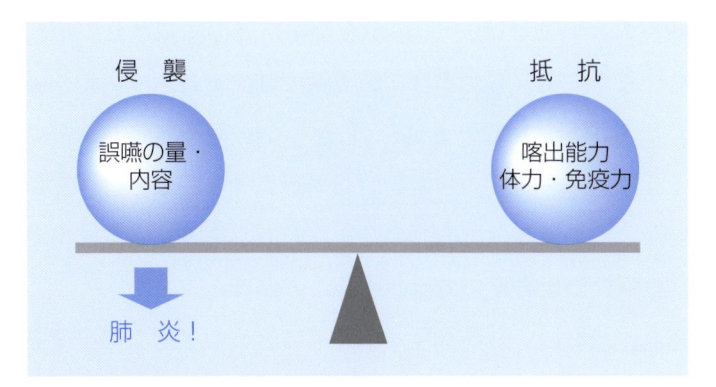

図2：誤嚥性肺炎にかかわる要因
侵襲と抵抗のバランスで肺炎になるかどうかが決まる．

Ⅳ リスク管理

経過します．実際に臨床では，嚥下造影（VF）で誤嚥を認めるものの，肺炎を生じることなく経口摂取を続けている患者さんがいます．

1 誤嚥性肺炎の症状

肺炎の大きな徴候は「咳・痰・発熱」といわれています．しかしながら，誤嚥がある患者さんのなかでも，特に高齢者は咳反射や痰の喀出能力が低下していることが多く，肺炎になっていても「咳・痰」は認められないことがあります．一方，「発熱」は比較的高率で出現する症状です[2]．高齢者の発熱は，風邪や尿路感染でもよく認められますが，誤嚥がある患者さんで，咽頭の発赤がない，鼻汁が出ていない，尿検査に異常がない，など風邪や尿路感染を疑う所見がないときは誤嚥による肺炎を疑います．

> 特に尿道カテーテルが入っている患者さんで発熱の原因になります．

まれに肺炎になっても発熱がみられない（発熱する体力がない）患者さんもいます．そのような場合でも，失禁，意識低下，食欲不振，何となく元気がない，などといった変化があるようです．誤嚥がある患者さんでは，介護者が「何かおかしい」と思ったら，すぐにかかりつけ医を受診し，肺炎を疑って対応してもらうのが賢明でしょう．

2 誤嚥性肺炎の診断と治療

訪問診療で歯科が誤嚥性肺炎を直接治療することはありませんが，診断基準や治療法を知っておくことは，嚥下治療を担当する医療者として必要なことです．また，かかりつけ医や肺炎の治療を担当する医師とコミュニケーションをとるために有用です．

誤嚥性肺炎の診断基準は，「明らかな誤嚥が直接確認され，それに引き続き肺炎を発症した症例」もしくは「肺炎例で気道より誤嚥内容が吸引などで確認された症例」とされています[1]．しかしながら，実際の臨床では誤嚥を直接確認できることや誤嚥内容を吸引して確認できることはほとんどありません．したがって，実際は誤嚥（の既往）がある患者さんで肺炎が確認された場合に，誤嚥性肺炎の疑いで診断することがほとんどです．

誤嚥性肺炎の治療は，全身管理と原因菌に対し効果的な抗菌薬を投与することです．ただ，原因菌の同定は困難なことが多いため，嫌気性菌の関与ならびに複数菌感染を念頭に置いて治療を行います．具体的には抗菌スペクト

ルの広いペニシリン系抗菌薬やセフェム系抗菌薬に加え，嫌気性菌に対しクリンダマイシンなどを併用することが多くあります[3]．

訪問歯科診療での対応

摂食・嚥下障害がある患者さんでは常に誤嚥性肺炎の可能性を念頭に置いて診療する必要があります．

誤嚥性肺炎は予防が第一ですので，誤嚥性肺炎が起きないように，口腔ケア（「9.口腔ケア」，p.116以降参照）や食事内容を工夫する（「5.嚥下介助・支援」，p.60以降参照）必要があります[4]．しかしながら，どんなに注意していても肺炎を生じてしまう場合があります．摂食・嚥下障害に対応する以上は，肺炎は避けられない疾患です．

1 早期発見・早期治療

起きてしまった肺炎に対しては，早期発見・早期治療が重要です．肺炎疑いの症状（肺炎の初期症状）があったのに放置されていた患者さんほど，肺炎が重篤化したり，入院期間が長くなったりすることがあります．初期症状

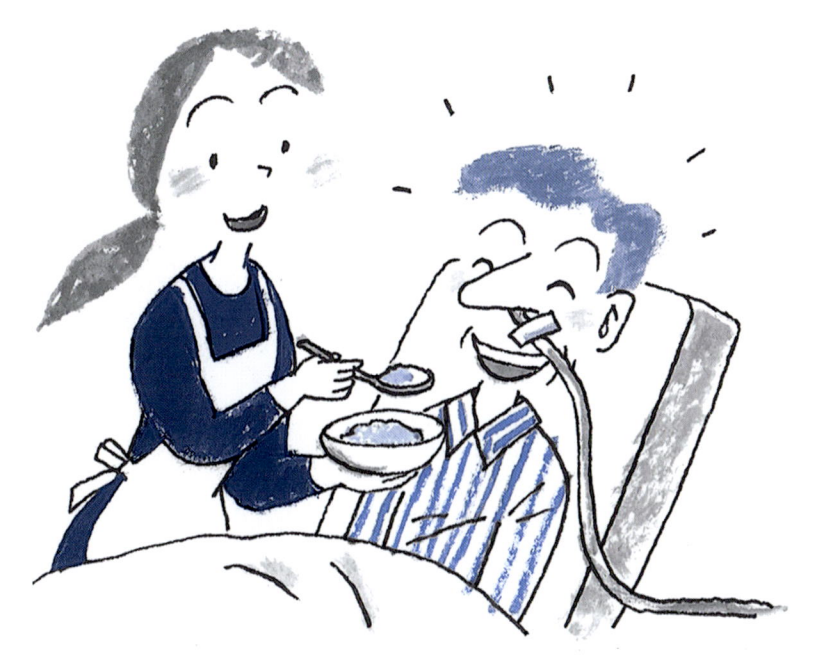

の段階で適切な治療が受けられると，数日の抗菌薬投与や輸液のみで改善します．このように，肺炎を生じてしまっても早期発見・早期治療により重症化させない「fail safe」の考え方が重要です．在宅や施設では検査機器がないため，肺炎の「診断」をすることは困難ですので，「肺炎疑い」の判断ができるようにしておくことが必要になってきます．

> 仮に失敗したとしても大事に致らないようにしておく考え方．

2 誤嚥性肺炎を疑う

在宅や施設で得られる，誤嚥性肺炎を疑うべき医学的所見は「発熱」です[2]．誤嚥の疑いのある患者さんでは，介護者に毎日決まった時間に体温を測ることを指示しておくのが有効です．ほかに原因がないのに37度を超える熱が出た場合には，肺炎による発熱を疑い摂食・嚥下訓練を中止し，経口以外の方法で栄養摂取できる場合（経管栄養中）には経口摂取も中止するのが賢明です（なかには37度以上の発熱を繰り返しても，介護者や本人の強い希望で経口摂取を継続することもあります．そのときは，「誤嚥を呈していること」，「誤嚥性肺炎の危険性が高いこと」を十分に説明し，介護者や本人が納得したうえで経口摂取を継続します）．そして，すぐにかかりつけ医を受診して，誤嚥性肺炎を疑って検査してもらうように指示しておきましょう．

介護者がかかりつけ医に説明することが難しそうなときは，「現在，摂食・嚥下障害があり嚥下の治療をしています．発熱があったときは誤嚥性肺炎を疑ってください」という旨を書いた手紙を介護者に渡しておくのも一法です．もちろん，前述のように，発熱がなくても介護者からみて「何かおかしい」と感じる所見があったときには摂食・嚥下訓練や経口摂取を中止し，かかりつけ医を受診するように指示しておきましょう．

これらの受診の指示は，経口摂取していなかった患者さんの経口摂取を開始したとき，食事内容を変更したとき，新しい摂食・嚥下訓練を開始したときなど，指示や訓練を変更したときに特に必要です．

3 かかりつけ医との連携

摂食・嚥下障害と向きあうとき，かかりつけ医と良好な関係であることも必要です．診療開始時には，「これから摂食・嚥下障害をみていきます．十分気をつけて診療しますが，肺炎などを生じてしまったときには対応お願い

します」といった内容の手紙を出しておくと，それからの治療がスムーズに進められます．診療の内容や経過の報告ができると，さらによいでしょう．

訪問下でかかりつけ医がみられない摂食・嚥下障害を歯科がみて，歯科がみられない肺炎をかかりつけ医がみるというように，連携しながら進めていけば，かかりつけ医の協力も得られるはずです．

誤嚥性肺炎に関する誤解

1 体温調節が苦手？

摂食・嚥下障害の患者さんでは，「夕方になると熱が出る」「ときどき37度台の熱が出る」ということがあります．それほど高い熱ではないので，「体温調節が苦手」という一言で放っておかれることが多いようです．しかしながら，本当に「体温調整が苦手」ということは少なく，むしろ軽度の誤嚥を繰り返しているために，びまん性嚥下性細気管支炎により発熱を繰り返しているということがあります．誤嚥が原因で熱が出ている場合は，血液検査をしてみるとCRPの軽度上昇，白血球数の増加など，炎症の所見を呈しています．

このような患者さんの発熱をなくすためには，経口摂取している患者さんでは経口摂取の中止，経口摂取していない患者さんでは唾液誤嚥の防止手術等が必要となってきますが，臨床的には患者さんがそこまで希望することは多くありません．肺炎予防の口腔ケアや誤嚥防止の訓練・介助をする，狭義の誤嚥性肺炎の予備軍であるとして慎重に経過を追うといった対応で，できる限り重症化させないようにするのが現実的でしょう．

2 肺に影がないと肺炎ではない？ 肺音がきれいだと肺炎ではない？

肺炎の診断には，よく胸部X線写真が用いられます[5]．ときどき「肺に影がないから誤嚥性肺炎ではない」という診断を受ける患者さんがいます．しかしながら，広義の誤嚥性肺炎に含まれる「びまん性嚥下性細気管支炎」は気管支の炎症ですので，肺に陰影は写りません．また，肺炎であっても軽症であれば，X線写真には写らないことがよくあります．肺の聴診もよく肺炎

Ⅳ リスク管理

の診断に用いられるようですが，誤嚥性肺炎を呈していても軽症であれば異常音は聴取できません．このように，誤嚥による呼吸器の炎症（広義の誤嚥性肺炎）が軽症であると，一般の肺炎の検査にはひっかかりません．したがって，かかりつけ医が誤嚥性肺炎の診断に慣れていない場合，肺炎による発熱を「胸部X線写真に影がないから誤嚥による発熱ではない」，「肺音がクリアだから誤嚥による肺炎ではない」と診断してしまうことがあります．ですから，かかりつけ医による診断が，「誤嚥による発熱ではない」というものであっても，臨床的に誤嚥を呈する患者さんの場合には，肺炎による発熱を疑った対応が必要なこともあります．それに関してかかりつけ医の協力が必要であるときは，誤嚥疑いであることを十分に説明して対応してもらうようにしましょう．

V

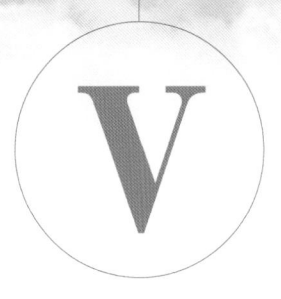

チームアプローチの考え方と対処例

12 治療チーム編成

摂食・嚥下障害への対応にはチームアプローチが不可欠となります．ここにあげた具体例を参考に，それぞれのケースで実現可能なチーム形態を編成してください．

V チームアプローチの考え方と対処例

12 治療チーム編成

はじめに

　訪問歯科診療のなかで摂食・嚥下障害に対応する場合は，チームをどのように編成するのかということが重要なポイントとなります．どのような場合でも，本書の前半部分で紹介したような transdisciplinary team[1] の概念（p.16参照）に基づいてチームを編成することになりますが，その際に「誰が何をするのか」ということをより具体的にすることと，互いに機能的な連携をはかれるようにすることが大切です．乱暴な言い方をすると，われわれ歯科医師は，従来，チーム医療を「おざなり」にしてきた部分があります．しかし，摂食・嚥下障害を持つ患者さんに対する場合には，歯科医師単独で対応しようと考えるのではなく，どうやってうまく「手分け」するのかを考えることが大切です．

> もちろん，歯科衛生士，歯科助手，歯科技工士とはチームを組んできましたが，より多職種とのかかわりが必要となります．

チームの役割分担

1 チーム編成を考える前に

　では，チームに必要な役割分担を考えてみましょう．まず，**表1** に示すのが摂食・嚥下障害への対応を考えた場合に必要な役割の具体例です．もちろん，原因となる疾患，体調，および栄養状態の管理が必要になります．特に，摂食・嚥下障害を持つ患者さんに接する場合には，誤嚥性肺炎への対応は不可欠となりますので，われわれ歯科医師が単独で訓練を行うような状態は望ましくありません（**図1**）．次に，患者さんをピックアップする役割として，スクリーニングを行う人が必要となります．これは，患者さんに日常接している職種が携わるべきです．さらに，ピックアップされた患者さんに対して，詳細な摂食・嚥下機能の評価・検査をする役割が不可欠となりますが，この役割を持つ職種が当該の患者さんに対する嚥下チームを取りまとめ

表1：摂食・嚥下障害へ対応する際に必要な役割

1. 原疾患，体調，栄養状態の管理
2. 摂食・嚥下障害のスクリーニング
3. 摂食・嚥下障害の評価・検査・診断　← 嚥下チームを取りまとめる
4. 摂食・嚥下訓練の試行と内容の模索
5. 摂食・嚥下訓練の日常への定着，状態確認
6. 口腔ケア
7. 歯科治療

V チームアプローチの考え方と対処例

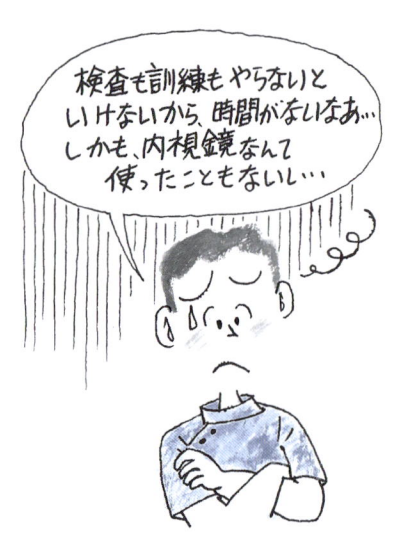

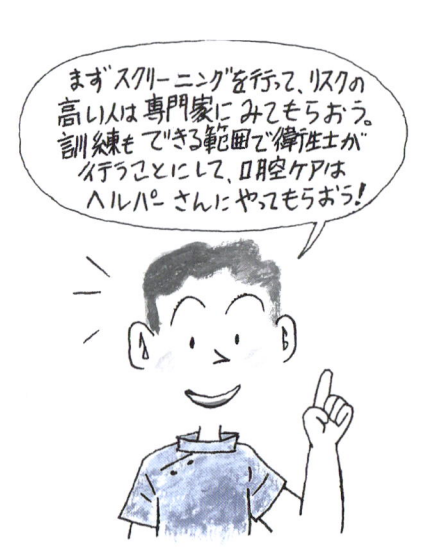

図1：歯科医師単独ではなく，必ずチームで対応する

る役割を担うようにします．得られた検査結果を関連職種に伝達して，意見の統一をはかることが重要ですが，すべての職種が一同に会する場を設けるのは困難なことが多いでしょう．伝達媒体を工夫して，効率よく連絡をとることが大切です．

> 個人情報の漏洩には十分注意しましょう．

　評価・検査を行ったら，多くの場合，「介助・支援」を含めた訓練が必要になります．訓練には，大きく分けてに二つの役割が存在します．一つは必要であると考えられた訓練を患者さんに試行し，その訓練が何回くらいできるか，どれくらい負荷をかけてよいか，また，まったくできない場合には違う方法があるかなど，専門的に訓練を立案しながら行うというもの．もう一つは，決められた訓練内容を毎日行うという役割です．ここには日常的に訓練を行えているかどうか，また訓練を行ってみて何らかの変化があったかどうかをチェックする役割が含まれます．表1の「4」の役割と「5」の役割を担う職種は同じでも，異なっていてもかまいません．

　さらに，口腔ケアが不可欠となります．詳細はここでは述べませんが，われわれが訪問して週に1回だけきれいにするだけでは十分とはいえません．患者さんの状態にあった口腔ケアの方法を，日常的に行えるように設定することが大切です．また，いうに及びませんが，歯科治療は歯科医師が対応します．

2 摂食・嚥下障害と向き合う職種

次に，摂食・嚥下障害を持つ患者さんに携わりうる職種を示します（**表2**）．「家族」は「職種」という概念にはあてはまりませんが，特に在宅における対応では重要な役割を担います．どのような職種が現在かかわっているのかを把握して，表1に示したような役割をそれぞれの職種にうまく分配することができるかどうかが，特に訪問診療では摂食・嚥下障害アプローチ成否の要となります．

以下では，歯科医師が摂食・嚥下障害の評価および診断の役割を受けもったチーム形態を仮定して話を進めます．

表2：摂食・嚥下障害患者に携わりうる職種

- 医　師
- 歯科医師
- 看護師
- 歯科衛生士
- 理学療法士
- 作業療法士
- 言語聴覚士
- 栄養士
- 介護士
- 家　族

チームアプローチの具体例

1 歯科医師会単位で行う場合

ここで，筆者らが歯科医師会と共同で行っている摂食・嚥下障害に対応するためのチーム医療形態について紹介したいと思います[2]（**図2**）．以下はあくまでも例ですので，完全にこれと合わせる必要はありません．取り入れられる部分だけを参考にして下さい．ここに示す例では，歯科医師会が所有している診療所を拠点としています．

まず，患者さんの主治医，家族またはケアマネジャーから，嚥下機能検査または訓練についての依頼が発生します．その際，通院が可能かどうかを聞いておきます．通院可能な場合には，図2の左側の矢印に従って来院してもらい，まず歯科医師会会員の先生がスクリーニングを，次いで摂食・嚥下障害への対応を専門としている歯科医師が嚥下造影を行います．また，通院が不可能な場合には，歯科医師会会員の先生が訪問してスクリーニングを行ったのちに，内視鏡により専門的な検査を行います．この嚥下造影，または内視鏡による専門的な検査は，われわれ専門歯科医師が行っています．

現在のところ，その後の訓練までのシステムが確立されてはいないために，

V チームアプローチの考え方と対処例

```
           主治医，家族またはケアマネジャーなど
                         │
                 嚥下機能検査・訓練依頼
                    │              │
                  通院可          通院不可
                    ↓              ↓
         ┌── 歯科医師会会員      歯科医師会員訪問 ──┐
         │   スクリーニング      スクリーニング       │
       再│        ↓                  ↓             │再
       評│   専門歯科医師       専門歯科医師訪問      │評
       価│   嚥下造影（VF）     嚥下内視鏡検査（VE）  │価
         │        ↓                  ↓             │
         └── 歯科医師会会員     歯科医師会員訪問 ──┘
             摂食・嚥下訓練，口腔ケア  摂食・嚥下訓練，口腔ケア
```

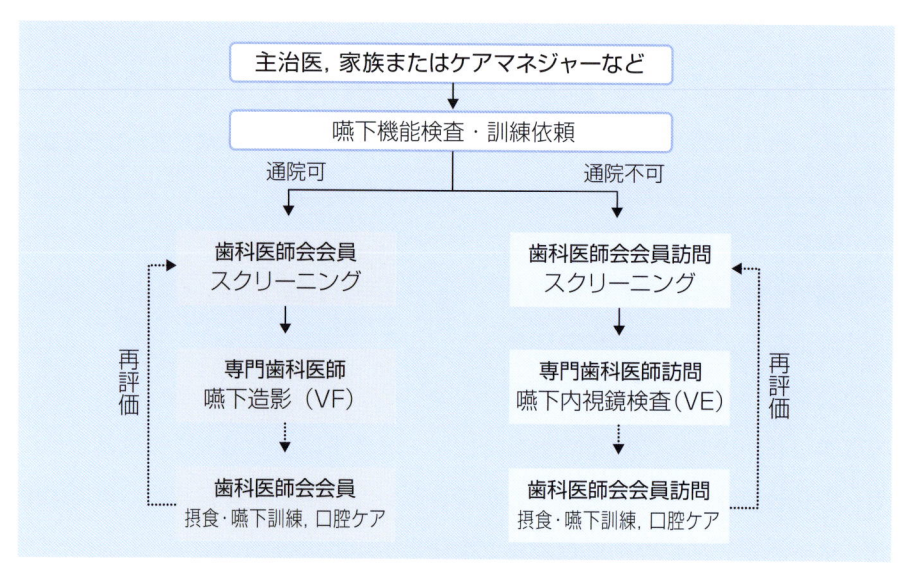

図2：訪問診療における治療の流れ（歯科医師会での例）

　図2最下段とそれに引き続く再評価の矢印を点線としていますが，将来的には歯科医師会会員が訓練を行い，システムとして動かしていくのが理想的な形です．

　このシステムの特徴的な部分は二つあげられます．一つは，拠点となる診療所がVFおよびVEの設備を備えているため，摂食・嚥下障害の専門的な検査を可能としていることです．もう一つは，歯科医師会会員の先生と，われわれ専門歯科医師の「棲み分け」です．将来的には歯科医師会会員の先生のみで稼働するようになるのが理想ですが，現在のところ，スクリーニングと訓練を歯科医師会会員の先生，専門的な検査をわれわれが行うという形で考えているため，患者さんの摂食・嚥下障害の重症度に応じた棲み分けを行っているといえるでしょう（図3）．

2 開業医が行う場合

　次に，筆者らが開業医と協力して行っている訪問診療の形態について説明します（図4）[3]．これは摂食・嚥下障害への対応に限定しているわけではなく，訪問歯科診療をすでに行っているなかに，摂食・嚥下障害への対応を組み込んだ例と考えてください．また，実線は必ず発生する流れ，点線は必要に応じて発生する流れを示しています．

12 治療チーム編成

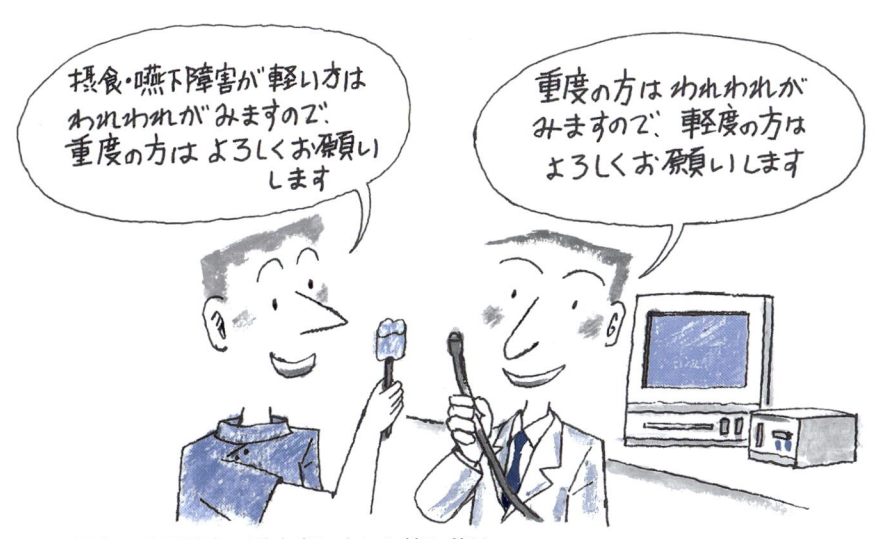

図3：摂食・嚥下障害の重症度に応じた棲み分け

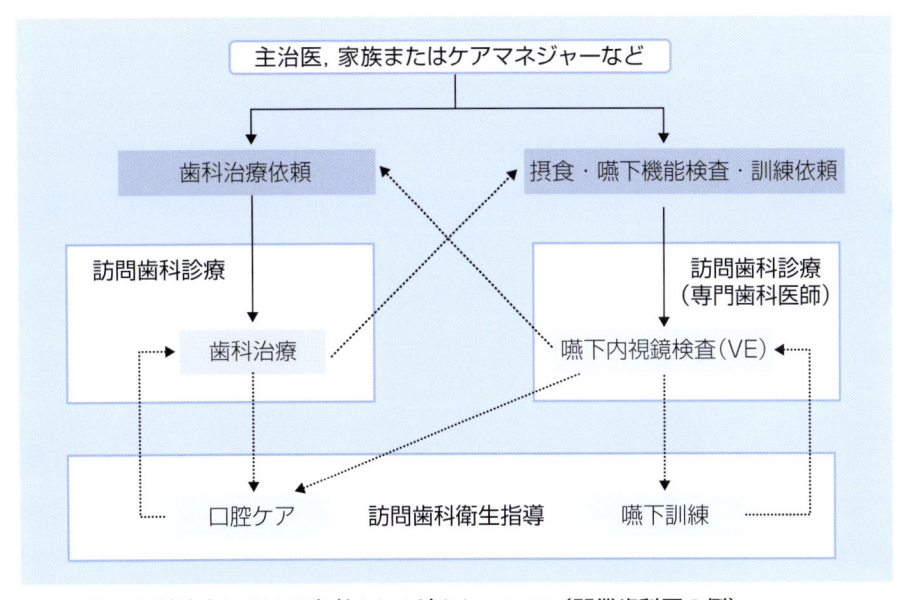

図4：訪問歯科診療における患者さんの流れについて（開業歯科医の例）

　前述のシステムと同様に，患者の主治医，家族またはケアマネジャーより嚥下機能検査または訓練の依頼を受けます．通常の歯科治療の依頼があった場合，図4左側の矢印に沿って歯科医師が訪問し，歯科治療を行います．歯科治療終了時に継続的な口腔ケアが必要であれば，歯科衛生士が訪問します．

　依頼内容が摂食・嚥下機能検査または嚥下訓練である場合には，右上の矢印に従ってわれわれ専門歯科医師が訪問し，内視鏡検査を行います．その場合にも継続的な嚥下訓練および口腔ケアが必要であれば，歯科衛生士が訪問

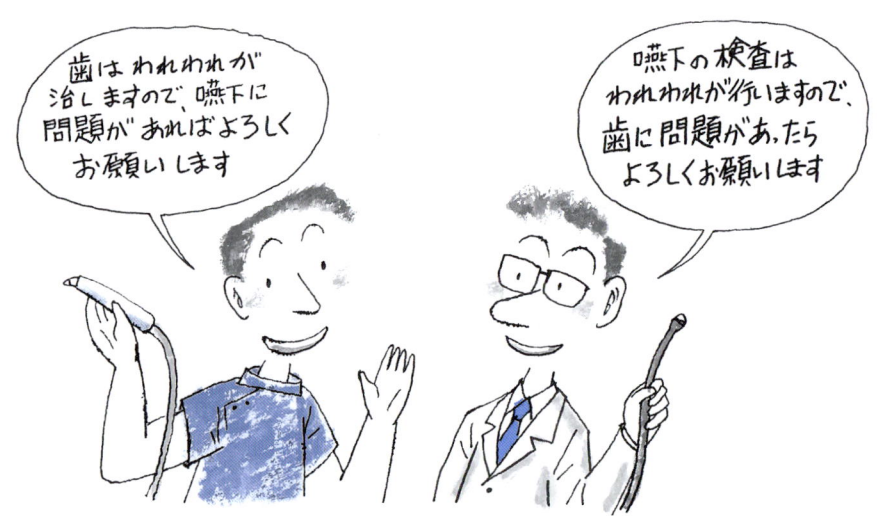

Ⅴ チームアプローチの考え方と対処例

図5：主訴に応じた棲み分け

(吹き出し左)「歯はわれわれが治しますので、嚥下に問題があればよろしくお願いします」
(吹き出し右)「嚥下の検査はわれわれが行いますので、歯に問題があったらよろしくお願いします」

して行います．もちろん，すでに他の職種にて訓練が行われている場合には，無理に介入はせず，検査結果を共有して訓練を進めていくようにしています．

このシステムは，三つの特徴を持ちます．一つは前述の歯科医師会のシステムと同様ですが，内視鏡を備えていることによって専門的な検査を可能としている点です．二つめは，継続的な摂食・嚥下訓練や口腔ケアが必要であると考えられた患者さんに対して，歯科衛生士が訪問してそれらを提供できるようにしている点です．三つめはこの治療体系のなかにある，合計4本の上向きの矢印です．歯科治療時や口腔ケア提供時に摂食・嚥下障害が疑われた場合には専門の歯科医師に摂食・嚥下機能検査を依頼でき，また摂食・嚥下機能検査時や訓練および口腔ケア提供時に歯科治療の必要性が発生した場合，一般の歯科医師に歯科治療を依頼できるようになっています．ここでも「棲み分け」を行うことにより，より専門的かつ効率よく治療を行えるようにしています．ここでの棲み分けは摂食・嚥下障害の重症度によるものではなく，主訴に応じたものといえます（図5）．

3 チーム編成のポイント

前述のように，棲み分けの形態は，摂食・嚥下障害の重症度に応じたものでも，主訴に応じたものでかまいません．チームはできるだけ柔軟につくるという観点でよいのですが，不可欠な部分が二つあります（図6）．

一つは，チーム内に摂食・嚥下障害の診断ができる人を入れることです．

⑫治療チーム編成

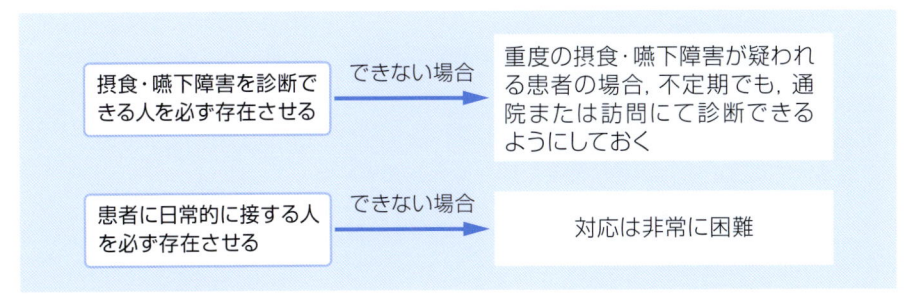

図6：チーム編成のポイント

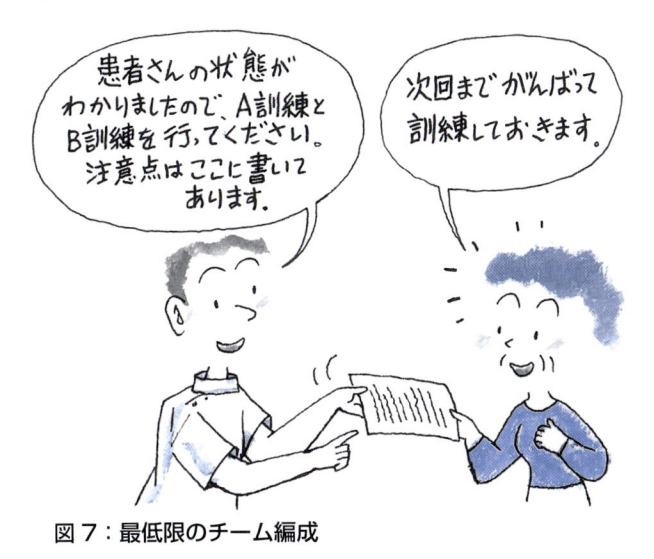

図7：最低限のチーム編成

　たとえば，定期的に診断が受けられる状況をつくることが難しい場合では，必ず通院や訪問診療によって診断が受けられる場所を確保しておく必要があります．これが確保できなければ，摂食・嚥下障害への対応は片落ちとなります．また，診断を行うためには，嚥下造影または内視鏡検査が必要となりますので，その担当職種は医師または歯科医師となります．

　もう一つは，患者さんに比較的日常的に接することが可能な職種を配置できるかどうかになります．どんなに正確な診断を受けても，その結果を日常に生かすことができなければ，診断を行った意味がありません．この職種には制限があるわけではありませんので，極端にいうと，家族が摂食・嚥下障害に対する十分な知識を持って日常的に摂食・嚥下訓練を行うことができれば，必ずしも他の職種が介在する必要はありません．つまりあえて表現するなら，専門的な検査を行う職種と熱心な家族がいれば，摂食・嚥下障害に対応するための最低限のチームを編成できるといえます（図7）．しかし，実

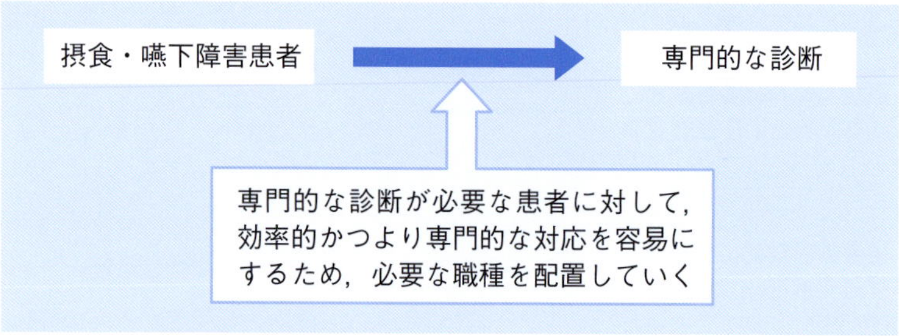

V チームアプローチの考え方と対処例

```
摂食・嚥下障害患者  →  専門的な診断
                ↑
    専門的な診断が必要な患者に対して，
    効率的かつより専門的な対応を容易に
    するため，必要な職種を配置していく
```

図8：チームを編成する際に注意すること

際問題としてそれだけではあまりにも効率が悪すぎるので，診断をする職種と日常的に患者さんと接する職種の間を，効率的かつより専門的にどのように埋めていくかを考える作業がチーム編成への第一歩となります（**図8**）．

13

Transdisciplinary team approach の成功例・失敗例

ここでは，われわれが実際に摂食・嚥下訓練を行った事例をいくつか紹介します．これらの事例から，具体的にどのように訓練を行ったのか，どのように治療チームを編成したのか，などを参考にしていただければと思います．

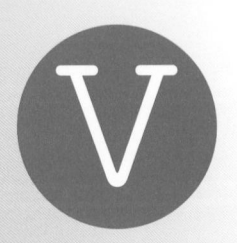

V

チームアプローチの考え方と対処例

13 Transdisciplinary team approach の成功例・失敗例

はじめに

　この章では在宅にて対応した重度の摂食・嚥下障害を持つ症例のうち，transdisciplinary team approach が成功した例と失敗した例を紹介したいと思います（**表1**）．いずれも訪問診療で対応した重度の摂食・嚥下障害を持つ症例で，患者さんは男性，キーパーソンは配偶者であり，栄養摂取方法は胃瘻でした．また，初診時には配偶者および他職種による嚥下訓練は特別行われていませんでした．一例は訓練経過が良好であった症例，もう一例はまったく変化がみられなかった症例です．

「キーパーソン」とは，介護の中心となる存在をさし，家族間の調整や家族内での物事について，最終決定権を持っている人のことをいいます．

表1：在宅の2症例における共通点・相違点

共通点：
- 重度の摂食・嚥下障害
- 患者は男性でキーパーソンは配偶者．
- 栄養摂取方法は胃瘻（経口からの栄養はなし）．
- 配偶者および他職種による嚥下訓練は特別行われていなかった．

相違点：
- 一例は訓練経過良好，一例はまったく変化なし．

症例1—成功例

1 初診時所見

　まず一例目ですが，初診は2004年の3月でした（**表2**）．71歳男性で，脳梗塞を繰り返しており，2001年および2002年の脳梗塞では顕著な後遺症はなかったものの，2003年の脳梗塞の後に不全の両片麻痺となり，肺炎を起こしたために胃瘻となった症例でした．こちらがいったことは何とかわかるのですが，自発的に言葉を発することが極端に少ないという状態でした．キーパーソンは配偶者（妻）でしたが，毎日家事と介護で忙しく，嚥下訓練

表2：症例1の概要

- 初診：2004年3月．
- 71歳，男性．
- 2001，2002，2003年に脳梗塞．
- 2003年の脳梗塞後に不全両片麻痺，肺炎後胃瘻．
- 従命可だが，発語は極端に少ない．
- キーパーソンは配偶者で，協力的であるが毎日忙しいので嚥下訓練に時間を割けないとのこと．

V チームアプローチの考え方と対処例

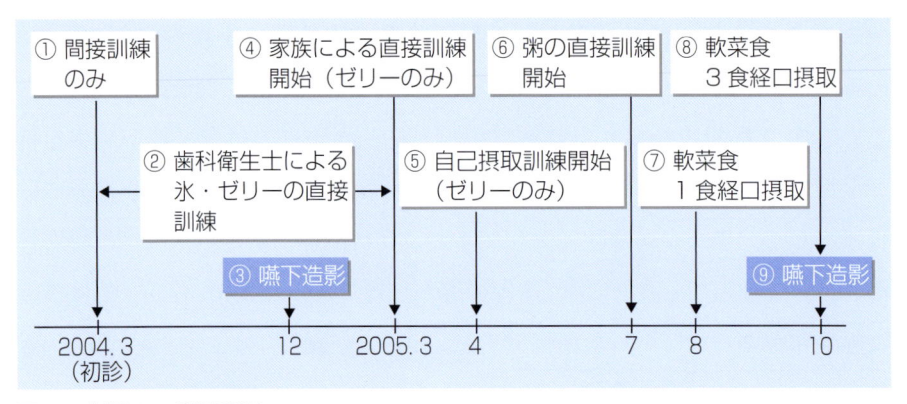

図1：症例1の訓練経過

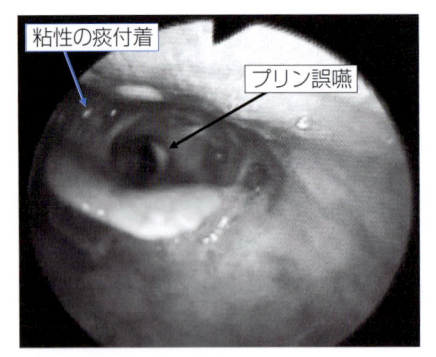

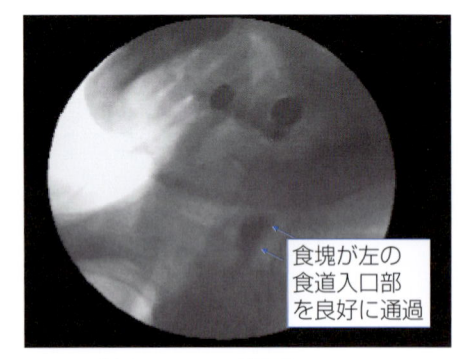

図2：症例1の初診時VE

図3：症例1のVF（初回）

に特別に時間を割くことができないとのことでした．

2 検査所見・経過

　図1に訓練経過を示します．まず，初診時に嚥下内視鏡検査（VE）を行いました．安静時の咽頭を観察したところ，粘性の痰が多量に付着しており，日常的に機能している咽頭ではないことが認められ，少量のプリンを食べさせたところ誤嚥が認められました（図2）．したがって，直接訓練を行うことはできないと判断して，歯科衛生士がthermal stimulation，頭部挙上訓練を中心とした間接訓練（図1-①）を行いました．

　翌月のVEにて，咽頭部に付着した痰が減少し，少量のゼリーや氷であれば誤嚥なく飲み込めることが確認されたため，直接訓練を開始しました（図1-②）．この時点では家族はまだ直接訓練を行うのが怖いということで，歯科衛生士が週に1回訪問したときに，これまでの間接訓練に加えてゼリーや

13 Transdisciplinary team approach の成功例・失敗例

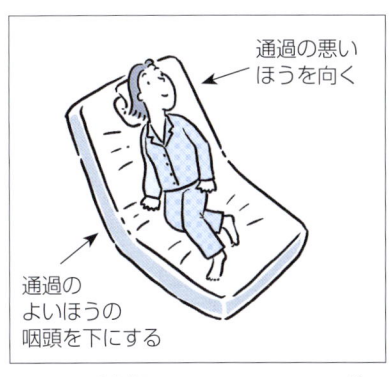

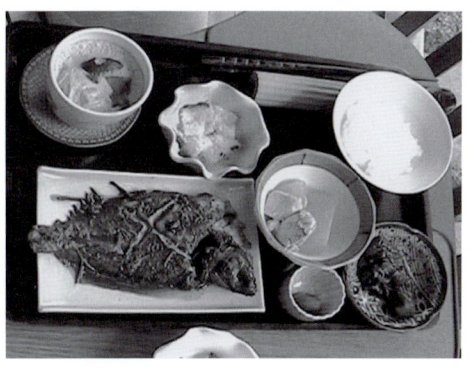

図4：一側嚥下（小島ほか，2003[1].）　図5：症例1の軟菜食

氷を用いた直接訓練を行うこととしました．しかし，直接訓練の訓練効果がなかなか現れず，ゼリーや氷を食べられる量が一進一退を繰り返していたために，大学病院で嚥下造影（VF）を行いました（図1-③）．その結果，食塊は食道の左側を良好に通過することが確認されました（図3）．食塊の咽頭通過の左右差が顕著である場合には，一側嚥下が有効です（図4）．その後一側嚥下を用いて，ゼリーや氷を用いた直接訓練を行ったところ，スムーズに摂食量が増えたため，初診時から1年後の2005年3月から，ようやく家族も直接訓練を行ってくれることとなりました（図1-④）．経過が良好で，通常の座位でもむせずに食べられるようになってきたため，さらに翌月の2005年4月より患者さん自身でゼリーを食べる練習を開始し（図1-⑤），2005年7月には粥が食べられるようになりました（図1-⑥）．その後も経過が良好で，まとまった量が食べられるようになってきたことから，その翌月の8月には，1日1回食栄養摂取としての経口摂取を開始できました（図1-⑦，図5）．その後，順調に口から食べられる量が増えて，2カ月後には3食とも経口摂取が可能となりました（図1-⑧）．不可欠な検査ではなかったのですが，どの程度よくなっているのかを確認するために，再度大学病院にてVFを行ったところ，嚥下反射が起こるタイミングはやや遅いものの，通常の座位でも良好に嚥下できるようになったことが確認されました（図1-⑨，図6）．

> 嚥下造影は訪問診療では不可能なため，必ず医療機関を受診する必要があります．

3 結果・考察

症例1の訓練経過についてまとめます（**表3**）．訓練に長期を要したものの，最終的には口から食べられるようになった症例ですが，この成功の要因は検

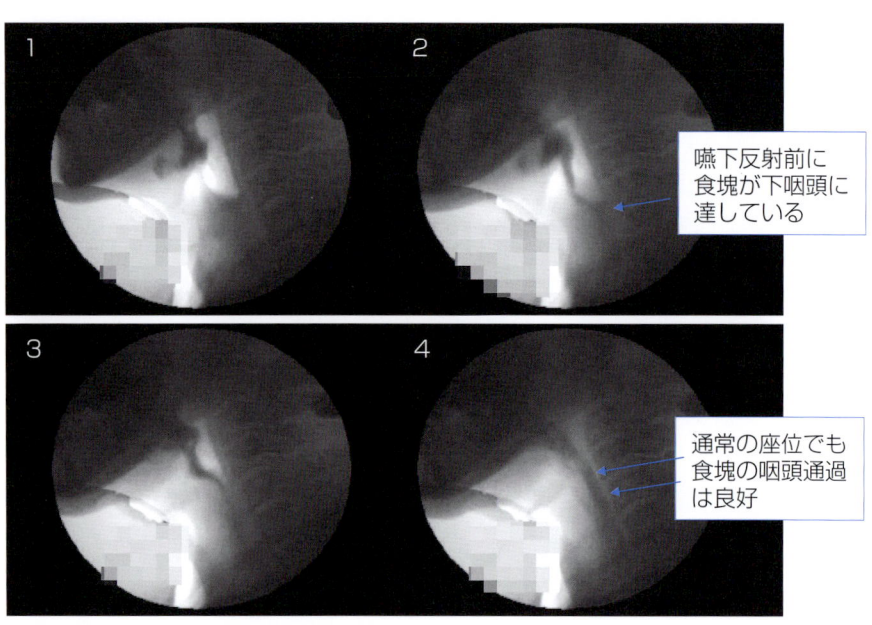

Ⅴ チームアプローチの考え方と対処例

図6：症例1のVF（2回目）

（画像注釈）
- 嚥下反射前に食塊が下咽頭に達している
- 通常の座位でも食塊の咽頭通過は良好

表3：症例1の結果および考察

- 訓練に長期を要したが，経口摂取開始できた
  → 検査に基づく対応をうまく提供できた．
- VF後の訓練の進行状況が速かった
  → VEでは左右差の評価が難しい．
- 家族による訓練協力について
  → 間接訓練に割く時間が作れないため，日常生活に訓練的な要素を取り入れていた．
  → 直接訓練は自分で行うのが怖かったため，よくなってから行ってくれた．
- 成功の要因
  → 無理をせず，負荷を上げすぎることなく進めることができた．
  → Informed cooperation がとれていた．

査に基づく訓練プランを提供できた点にあると思います．

　次いで，VFを行った後に訓練の進行が加速度的に速くなりましたが，その理由はVEでは食塊の咽頭通過の左右差を判断するのが困難な点にあると考えられます．VEでは，嚥下反射中には視野が消失する white out とよばれる現象が起こるのですが，これが左右差の判断を難しくします．必要に応じて高次医療機関を受診することができたのも成功の要因であったといえるでしょう．

　また，家族は摂食・嚥下訓練に特別に時間を割くことなく，臥位を取らせ

（傍注）嚥下反射が起きたときに内視鏡の先端が周囲の組織に密着するため視野がなくなる現象です．

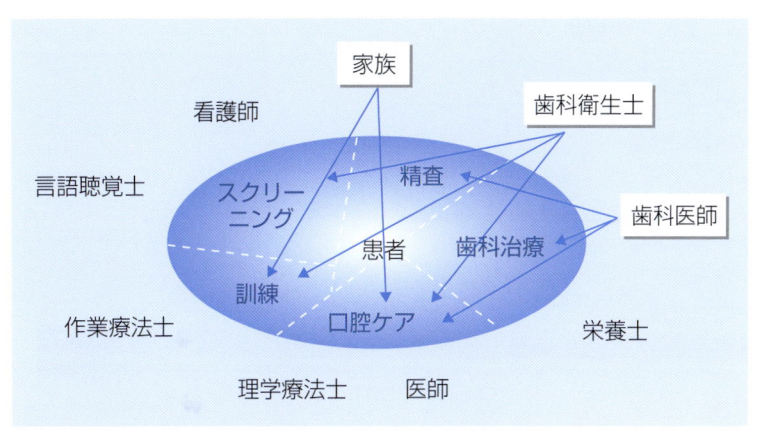

図7：症例1に対するtransdisciplinary team
日常的な対応をとることができた．

る際に頭部挙上を行わせるなど，日常生活に間接訓練的な要素を取り入れるような工夫をしていました．また，安全性が確保できてからは直接訓練を行うなど，非常に協力的でした．

まとめると，正確な検査結果に基づいて，患者さんならびに家族に対する負荷を上げすぎることなく訓練を継続することができたケースだったといえるでしょう．チームの観点からみると，患者さんの家族と歯科医師・歯科衛生士が有機的に協力しながら訓練を進められたことが（図7），成功の要因であったと考えられます．

症例2 — 失敗例

1 初診時所見

二例目は，訓練的な対応がまったくうまくいかなかった症例です．初診は2005年2月，54歳男性で，原疾患は筋萎縮性側索硬化症，栄養摂取は胃瘻でした（表4）．2004年に誤嚥性肺炎により入院していたのですが，退院したため嚥下機能検査および訓練を希望しているということでした．球麻痺症状が非常に強く構音がほとんど不可能で，2004年の誤嚥性肺炎の前から胃瘻からの栄養摂取であったのにもかかわらず，制限なく好きなものを食べていたとのことでした．キーパーソンは配偶者ですが，摂食・嚥下訓練を行うような余裕はないということでした．症例1とは原因疾患が異なるために，

表4：症例2の概要

- 初診：2005年2月．
- 54歳，男性．
- 筋萎縮性側索硬化症．
- 2006年誤嚥性肺炎，尿路感染により入院していたが，退院したため嚥下機能検査・訓練希望．
- 栄養は胃瘻のみ．肺炎前は胃瘻だが制限なく好きなものを食べていた．
- 従命可だが，球麻痺症状強く構音不能．
- 四肢麻痺．
- キーパーソンは配偶者で，訓練を行う余裕がないとのこと．

一概に同列に考えることはできないのですが，初診時の状況は似ていたといえます．

2 検査所見・経過

図8に経過を示します．まず，2005年の2月に担当のケアマネジャーより検査依頼があり，同月にVEを行いに訪問したのですが，検査入院が近いために，口から食べるか食べないかの方針を決めることは後にしたいとの家族からの発言がありました（図8-①）．球麻痺症状が非常に強く，舌がほとんど動かないものの，ゼリー状のものは安全に食べられることがわかったため，その時点では方針を決定せず検査結果のみをケアマネジャーに連絡するにとどめました．

その後，アポイントが入ったのが2カ月後の4月でしたが，訪問したところまだ検査入院が決まっていないとのことでした（図8-②）．前回同様にゼリー状のものは安全に食べられるという検査結果でした．検査入院が決定した場合，方針の決定に使用してもらう目的でVEのビデオをダビングして家族に渡し，担当医にみてもらうように家族に指導しておきました．

さらに2カ月後の6月にアポイントが入ったのですが，嚥下の対応についてはわれわれに任せると担当医にいわれたとのことでした（図8-③）．したがって，栄養摂取目的ではなく，楽しみとしての摂食を確立する目的で，舌接触補助床（palatal augmentation prosthesis：PAP）の印象採得を行い，次回PAPによる改善効果を試すために，粥食を準備してもらうように指導しました．

翌週，完成したPAPを装着しに訪問したときには，粥食ではなく常食が

13 Transdisciplinary team approach の成功例・失敗例

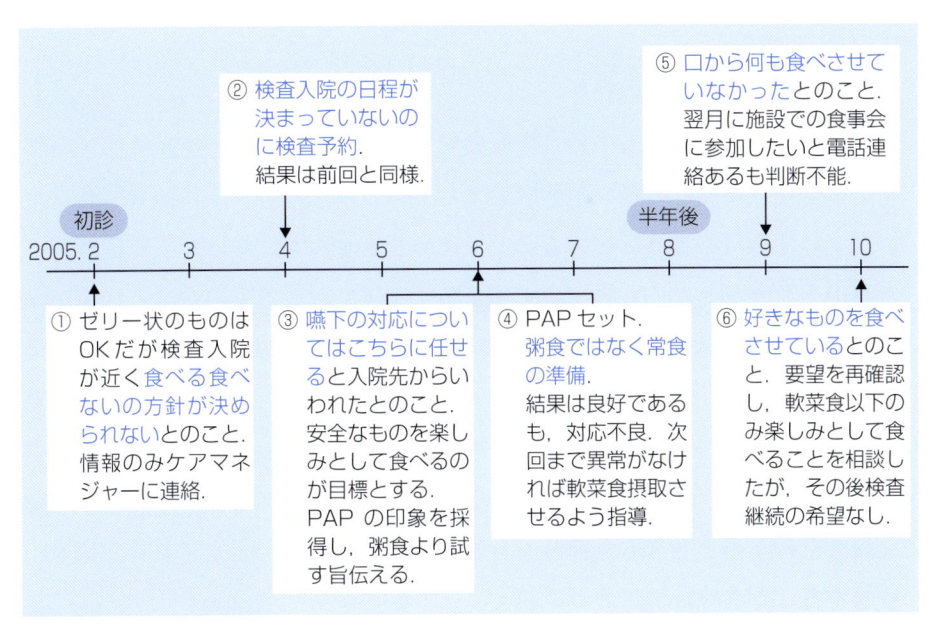

```
②検査入院の日程が              ⑤口から何も食べさせて
  決まっていないの                いなかったとのこと．
  に検査予約．                    翌月に施設での食事会
  結果は前回と同様．              に参加したいと電話連
                                 絡あるも判断不能．
  初診                                          半年後
2005. 2    3    4    5    6    7    8    9    10
       ↑        ↑         ↑              ↑         ↑
①ゼリー状のものは ③嚥下の対応につ ④PAPセット．   ⑥好きなものを食べ
 OKだが検査入院  いてはこちらに任  粥食ではなく常食  させているとのこ
 が近く食べる食べ せると入院先から  の準備．          と．要望を再確認
 ないの方針が決   いわれたとのこと．結果は良好であ   し，軟菜食以下の
 められないとのこと．安全なものを楽   るも，対応不良．  み楽しみとして食
 情報のみケアマネ しみとして食べる   次回まで異常がな  べることを相談し
 ジャーに連絡．   のが目標とする．   ければ軟菜食摂取  たが，その後検査
                  PAPの印象を採    させるよう指導．  継続の希望なし．
                  得し，粥食より試
                  す旨伝える．
```

図8：症例2の訓練経過

準備されていました（図8-④）．VEによる検査結果では誤嚥は認められませんでしたが，食塊形成はかなり不良で，粥食程度でなければ誤嚥のリスクが高いと考えられました．当方の意見がまったく反映されていないということが明確になってきましたが，なるべく安全に食べてもらうために，PAPを使用して軟菜食を摂取するように指導しました．

その後，VE検査はしばらく休みたいとの連絡を受け，3カ月ほど後の9月に電話連絡が入りました（図8-⑤）．電話で伺ったところ，前回の検査以降口から何も食べさせていないとのことでした．用件は，翌月の10月に施設での食事会に参加しても大丈夫かとの問いあわせでしたが，どのような料理が出されるのか事前に確認することができないために，食べてよいかどうかを判断をすることはわれわれには不可能でした．さらに，翌月にそろそろ検査をしたほうがよいかとの連絡が入ったために摂食状態を確認したところ，好きなものを制限なく食べているということでした（図8-⑥）．その間，熱発はあるも肺炎はなかったそうですが，かなり強い球麻痺症状があったために，偶発的な窒息事故が起きる可能性は否定できませんでした．せめて軟菜食程度を楽しみとして食べたほうが安全である旨を助言しましたが，聞きいれてもらうことはできませんでした．それ以降，検査の要望はありません．

3 結果・考察

多くの場合，患者さんの摂食機能を何とか改善したいというモチベーションがどこかにあるため検査依頼が発生しますので，このように顕著にうまくいかない症例はあまり経験することではありませんが，対応が失敗に終わった理由を考えてみたいと思います（**表5**）．まず，家族の協力が得られなかったため，検査結果を対応に活かすことができなかった点，つまりinformed cooperationがまったく得られなかったことが，うまくいかなかった原因です．また，われわれによる検査や訓練指導は，日常的な対応に活かせてこそ効果を発揮しますが，その失敗であるといい換えることもできます．専門的な検査を行えたとしても，それを日常に活かすことができなければ（**図9**），検査を行った意味は皆無です．

表5：症例2の結果および考察

- 対応に長期を要したが，何も変わらず
  - →家族に協力の意向がないため対応困難．
  - →検査結果をまったく対応に活かせなかった．
- 家族による協力体制について
  - →制限はあるが食べられる機能が残っていることが観察されるも，一切協力得られず．
- 失敗の要因
  - → informed cooperation がまったく得られなかった．

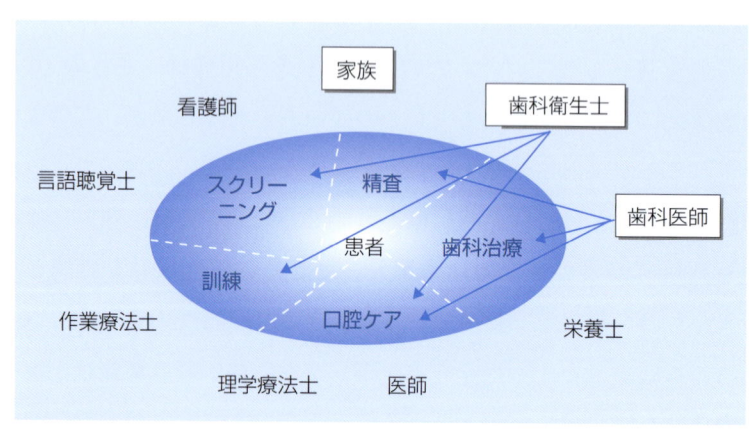

図9：症例2に対するtransdisciplinary team
日常的な対応をとることができなかった．

おわりに

　重度の摂食・嚥下障害を持つ在宅の患者さんに対して，対応が成功した例と失敗した例を紹介しました．原因疾患が異なるために一概に同例で語ることはできませんが，このような障害を持つ患者さんに対しては，状態を正確に把握して方針を決定していくことが基本です．そのうえで，家族を含めた関連各職種のかかわり方をうまく構築できるかどうかが，チームアプローチの成功を左右する必要があるということを読みとっていただきたいと思います．対応には協力が介在するということを踏まえて，患者さんの状態に合った方針を個別に考えることが大切なのです．

文 献

1. 訪問歯科診療と摂食・嚥下障害への対応
1) Leopold, N.A., et al.：Swallowing ingestion and dysphagia. Arch Phys Rehabil, 64：271-273, 1983.
2) 厚生労働省：平成17年度患者調査.

2. 訪問下での対応の特徴
1) 戸原　玄, 才藤栄一, 鈴木美保, 加藤友久, 奥井美枝, 植松　宏：病院における訪問歯科検診が示す入院患者の歯科治療必要性（会議録）. 老年歯学, 15：358-359, 2001.
2) 渡辺郁馬：老年者の口腔の実態調査と治療指針. 老年歯学, 2：9-21, 1988.
3) 高良憲明, 横田　誠, 末田　武：特別養護老人ホームと老人ホームにおける口腔内実態調査. 老年歯学, 3：41-50, 1989.
4) 戸原　玄, 才藤栄一：摂食・嚥下障害とは. わかる摂食・嚥下リハビリテーションⅠ　評価法と対処法, 医歯薬出版, 東京, 2005.
5) World Population Prospects 2004 Revision Data Base：http://esa.un.org/unpp/
6) World Health Organization：WHO estimates of health personnel：physicians, nurses, midwives, dentists and pharmacists（around 1998）. Geneva, 2004.
7) Yoneyama, T., Yoshida, M., Matsui, T., Sasaki, H.：Oral care and pneumonia. Oral Care Working Group., Lancet., :354：515, 1999.
8) Yoneyama, T., Yoshida, M., Ohrui, T., Mukaiyama, H., Okamoto, H., Hoshiba, K., Ihara, S., Yanagisawa, S., Ariumi, S., Morita, T., Mizuno, Y., Ohsawa, T., Akagawa, Y., Hashimoto, K., Sasaki, H.：Oral Care Working Group.：Oral care reduces pneumonia in older patients in nursing homes., J. Am. Geriatr. Soc., 50（3）：430-433, 2002.
9) 才藤栄一, 園田　茂, 鈴木美保, 加藤友久, 坂井　剛：健康な心と身体は口腔から　口腔の健康が高齢障害者の生活の質を高める. 日歯医会誌, 24：21-29, 2005.
10) 若杉葉子, 戸原　玄：ALSによる嚥下障害患者に対し, 歯科補綴的アプローチが即効した1例　口腔期および咽頭期に及ぼす影響. 耳鼻と臨床, 52, Suppl.1：S5-S10, 2006.
11) 片桐伯真, 藤島一郎, 小島千枝子, 柴本勇, 松井忍：弾力のある可動域をもった軟口蓋挙上装置（モバイル軟口蓋挙上装置 Fujishima type）の考案と使用経験. 日摂食嚥下リハ会誌, 7（1）：34-40, 2003.
12) World Health Organization：International Classification of Impairments, Disabilities and Handicaps. WHO, Geneva, 1980.
13) 上田　敏：新しい障害概念と21世紀のリハビリテーション医学—ICIDHからICFへ—. リハ医学, 39：123-127, 2002.
14) World Health Organization：International Classification of Functioning, Disability and Health. WHO, Geneva, 2001.
15) 才藤栄一：リハビリテーション医学・医療総論. 日摂食嚥下リハ会誌, 5（2）：3-10, 2001.

3. 問診・スクリーニング
1) 堀口利之：【摂食・嚥下障害リハビリテーション実践マニュアル】　リスクマネージメント基礎知識　気管切開とカニューレの選択. Medical Rehabilitation, 57：187-196, 2005.
2) 毛利泰実, 森脇久隆：体内分布と代謝動態. 臨床アルブミン学（渡邊明治編）, メディカルレビュー社, 大阪, pp.47-55, 1999.
3) 小野木啓子, 才藤栄一, 馬場　尊, 武田斉子：【嚥下障害の診断Update】嚥下造影検査　最近の知見を含めて. Journal of Clinical Rehabilitation, 11（9）：797-803, 2002.
4) 小口和代ほか：機能的嚥下障害スクリーニングテスト「反復唾液嚥下テスト」（the Repetitive Saliva Swallowing Test：RSST）の検討（1）正常値の検討. リハ医学, 37（6）：

375-382, 2000.
5) 小口和代ほか：機能的嚥下障害スクリーニングテスト「反復唾液嚥下テスト」(the Repetitive Saliva Swallowing Test：RSST) の検討 (2) 妥当性の検討. リハ医学, 37 (6)：383-388, 2000.
6) 戸原玄, 下山和弘：反復唾液嚥下テストの意義と実施上の要点. 老年歯科医学雑誌, 20 (4)：373-375, 2006.
7) 才藤栄一：平成11年度長寿科学総合研究事業報告書. 1-17, 2000.
8) Tohara, H., Saitoh, E., Mays, K.A., Kuhlemeier, K., Palmer, J.B.：Three tests for predicting aspiration without videofluorography. Dysphagia, 18 (2)：126-134, 2003.
9) Yoko Wakasugi, Haruka Tohara, Fumiko Hattori, Yasutomo Motohashi, Ayako Nakane, Shino Goto, Yukari Ouchi, Shinya Mikushi, Syuhei Takeuchi, Hiroshi Uematsu：Screening Test for Silent Aspiration at the Bedside. Dysphagia, 23 (4)：364-370, 2008.
10) 若杉葉子, 戸原玄, 中根綾子, 後藤志乃, 大内ゆかり, 三串伸哉, 竹内周平, 高島真穂, 津島千明, 千葉由美, 植松宏：不顕性誤嚥のスクリーニング検査における咳テストの有用性に関する検討. 日摂食嚥下リハ会誌, 12 (2)：109-117, 2008.
11) 鈴木瑠璃子：摂食・嚥下障害患者の咳閾値と咳テストのクエン酸至適濃度の研究. 日摂食嚥下リハ会誌, 16 (1)：13-19, 2012.
12) Mitsuyasu Sato, Haruka Tohara, Takatoshi Iida, Satoko Wada, Motoharu Inoue, Koichiro Ueda：A Simplified Cough Test for Screening Silent Aspiration. Archives of Physical Medicine and Rehabilitation, 93：1982-1986, 2012.
13) Yoko Wakasugi, Haruka Tohara, Ayako Nakane, Shino Murata, Shinya Mikushi, Chiaki Susa, Maho Takashima, Yasuko Umeda, Ruriko Suzuki, Hiroshi Uematsu：Usefulness of a handheld nebulizer in cough test to screen for silent aspiration. Odontology, 2012 in press.
14) 戸原玄ほか：簡易な開口力測定器の開発—第1報：健常者の開口力, 握力および年齢との比較—. 老年歯科医学雑誌, 26 (2)：78-84, 2011.

4. 摂食・嚥下機能評価時の観察ポイント・検査

1) 久野木憲司ほか：加齢にともなう味覚機能の変化について. 福岡医学雑誌, 89 (3)：97-101, 1998.
2) Moley, J.E.：Anorexia and weight loss in older persons. J. Gerontol. Med. Sci., 58A：131-137, 2003.
3) Feinberg, M.J.：Radiographic techniques and interpretation of abnormal swallowing in adult and elderly patients. Dysphagia, 8 (4)：356-358, 1993.
4) 菊谷 武ほか：要介護者高齢者の栄養摂取状況と口腔機能—身体・精神機能との関連について. 老年歯学, 18：10-16, 2003.
5) 巣瀬賢一ほか：食物咀嚼における食塊水分量の変化. 小児歯誌, 38 (5)：1113-1118, 2000.
6) Navazesh, M., et al.：A comparison of whole mouth resting and stimulated salivary measurement procedures. J. Dent. Res., 61 (10)：1158-1162, 1982.
7) Hiimae, K.M., et al.：Food transport and bolus formation during complete feeding sequences on foods of different initial consistency, Dysphagia, 14 (1)：31-42, 1999.
8) Nohara, K., et al.：Power spectra analysis of levator veli palatini muscle electromyogram during velopharyngeal closure for swallowing, speech and blowing, Dysphagia, 22 (2)：135-139, 2007.
9) Ohmae, Y., et al.：Timing of glottic closure during normal swallow, Head and Neck, 17 (5)：394-402, 1995.
10) Gomes, G.F., et al.：The nasogastric feeding tube as a risk factor for aspiration pneumonia. Curr. Opin. Clin. Nutr. Metab. Care, 6 (3)：327-333, 2003.
11) 太田清人：頸部・体幹・姿勢のコントロール, MB Med.Reha., 57：26-33, 2005.
12) 高橋浩二 企画・監修：ビデオ版 頸部聴診による嚥下障害診断法. 医歯薬出版, 東京, 2002.

13) Langmore, S.E.編, 藤島一郎監訳：嚥下障害の内視鏡検査と治療．第1版．医歯薬出版, 東京，2002.
14) Takahashi, K., et al.：Methodology for detective swallowing sounds., Dysphagia, 9（1）：54-62, 1994.

5. 食事介助・支援

1) Moley, J.E.：Anorexia and weight loss in older persons. J. Gerontol. Med. Sci., 58A：131-137, 2003.
2) Aschoff, J.：Comparative physiology：Diurnal rhythms. Annual Review of Physiology, 25：581-600, 1963.
3) Larsen, G.L.：Rehabilitating dysphagia- Mechanica, paralytica, pseudobulbar. J. Neurosurg Nurs., 8：14-17, 1976.
4) 久野木憲司ほか：加齢にともなう味覚機能の変化について．福岡医学雑誌，89（3）：97-101, 1998.
5) Mungas, D., et al.：Dietary preference for sweet foods in patients with dementia. J. Am. Geriatr. Soc., 38：999-1007, 1990.
6) Yoshino, A., et al.：Daily oral care and risk for pneumonia among elderly nursing home patients.JAMA, 286（18）：2235-2236, 2001.
7) 才藤栄一ほか：健康な心と身体は口腔から―口腔の健康が高齢障害者の生活の質を高める―．日歯医学会誌，24：21-29, 2005.
8) 山田晴子ほか：かむ・飲み込むが困難な人の食事，第1版．女子栄養大学出版部，東京，156, 2005.
9) 太田清人：頸部・体幹・姿勢のコントロール．MB. Med. Reha., 57：26-33, 2005.
10) 太田正穂：GERDの診断．JOHNS, 20（7）：961-967, 2004.

6. 摂食・嚥下訓練

1) World Health Organization：International Classification of Impairments, Disabilities and Handicaps. WHO, Geneva, 1980.
2) 上田　敏：新しい障害概念と21世紀のリハビリテーション医学―ICIDHからICFへ―．リハ医学，39：123-127, 2002.
3) 戸原　玄：嚥下訓練．わかる摂食・嚥下リハビリテーションⅠ　評価法と対処法，植松宏監修，医歯薬出版，東京，2005.
4) 井口寛弘，若杉葉子，戸原　玄，植松　宏：口腔機能訓練器具OLA-lightの効果について．障害者歯科（会議録），25（3）：452, 2004.
5) 山崎博嗣，山根源之：口腔リハビリ器具を用いた生活習慣病への対応．日本歯科評論，686：185-190, 1999.
6) Kojima, C., Fujishima, I., Ohkuma, R., Maeda, H., Shibamoto, I., Hojo, K., Arai, M.：Jaw opening and swallow triggering method for bilateral-brain-damaged patients：K-point stimulation. Dysphagia, 17：273-277, 2002.
7) Logemann, J.A., Kahrilas, P.J.：Relearning to swallow after stroke-application of maneuvers and indirect biofeedback：a case study. Neorology, 40：1136-1138, 1990.
8) Kahrilas, P.J., Logemann, J.A., Kruger, C., Flanagan, E.：Volitional augmentation of upper esophageal sphincter opening during swallowing. Am. J. Physiol., 260：G450-G456, 1991.
9) Shaker, R., Kern, M., Bardan, E., Taylor, A., Stewart, E.T., Hoffmann, R.G., Arndorfer, R.C., Hofmann, C., Bonnevier, J.：Augmentation of deglutitive upper esophageal sphincter opening in the elderly by exercise. Am. J. Physiol., G1518-1522, 1997.
10) 小島千枝子，北條京子，新居素子，前田広士，藤島一郎：摂食・嚥下訓練の実際．嚥下障害ポケットマニュアル第2版，聖隷三方原病院嚥下チーム，医歯薬出版，東京，pp.59-105, 2003.

11) Satoko Wada, Haruka Tohara, Takatoshi Iida, Motoharu Inoue, Mitsuyasu Sato, Koichiro Ueda: Jaw Opening Exercise for Insufficient Opening of Upper Esophageal Sphincter. Archives of Physical Medicine and Rehabilitation, 93：1995-1999, 2012.

7．栄養管理
1) Detsky, A.S., McLaughlin, J.R., Backer, J.P., et al.：What is Subjective Global Assessment of nutritional status?. JPEN, 11：8-13, 1987.

8．補綴的アプローチ
1) Moley, J.E.：Why do physicians fail to recognaize and treat malnutorition in older persons?. J. Am. Geriatr. Soc., 42：1100-1102, 1994.
2) 尾本和彦：健常児の摂食機能発達および関連基礎知識．障害児者の摂食・嚥下・呼吸リハビリテーション—その基礎と実践．金子芳洋監修 尾本和彦編，医歯薬出版，東京，pp.5-38, 2005.
3) 金子 巧：嚥下における舌骨運動のX線学的解析—男女差及び年齢変化について．日耳鼻誌, 95：974-987, 1992.
4) Davis, J.W. et al.：Effect of a maxillary glossectomy prosthesis on articulation and swallowing. J. Prosthet Dent., 57 (6)：715-719, 1987.
5) Kahrilas, P.J. et al.：Deglutitive tongue action- Volume accommodation and bolus propulsion. Gastroenterology, 104 (1)：152-162, 1993.
6) Light, J. et al.：The dental prosthesis used for intraoral muscle therapy in the rehabilitation of the stroke patient — A preliminary research study, N.Y. State Dent. J., 67 (5)：22-27, 2001.

9．訪問診療で行う口腔ケアとその指導
1) 戸原 玄, 下山和弘：簡便な評価に基づく口腔ケア，老年歯科医学雑誌 20 (3), 227-230, 2005
2) 元 吉鐘, 戸原 玄, 三串伸也, 星野 崇, 岳 柏, 植松 宏：口腔乾燥症を呈する高齢者に及ぼすオーラルウェット®の効果—ヒアルロン酸を用いた洗口剤の効果について—．口腔病学会雑誌, 71-72合併号：106-110, 2005.
3) 湯本浩通, 松尾敬志, 市川哲雄：義歯とカンジダ．医薬ジャーナル, 37：3009-3015, 2001.
4) Kojima, C., Fujishima, I., Ohkuma, R., Maeda, H., Shibamoto, I., Hojo, K., and Arai, M.：Jaw opening and swallow triggering method for bilateral-brain-damaged patients：K-point stimulation. Dysphagia, 17：273-277, 2002.

10．全身管理
1) 石井雅之, 椿原彰夫：6. 摂食・嚥下訓練．脳卒中のリハビリテーション，千野直一，安藤徳彦編集主幹，金原出版，東京，pp.130-131, 2001.
2) 森沢知之, 佐野裕子：呼吸理学療法のためのフィジカルアセスメント．看護学雑誌, 68 (8)：734-740, 2004.
3) 佐野裕子：急性期の呼吸管理セミナー 病棟で行う呼吸理学療法．関西看護ケア研究会資料, 2005.

11．誤嚥性肺炎
1) 関谷充晃ほか：誤嚥性肺炎．臨床と研究, 77：90-93, 2000.
2) 中田紘一郎ほか：高齢者の呼吸器感染症．綜合臨床, 46：2699-2704, 1997.
3) 日本呼吸器学会市中肺炎診療ガイドライン作成委員会編：成人市中肺炎診療の基本的考え方—フローチャートに従った選択抗菌薬．日本呼吸器学会, 31-39, 2000.
4) 山本俊信ほか：高齢者肺炎-特に誤嚥性肺炎を中心に．化学療法の領域, 15：858-862, 1999.

5) 大野秀明：Ⅷ．特殊病態時の治療法　B．高齢者肺炎；誤嚥性肺炎を中心に．ガイドラインをふまえた成人市中肺炎診療の実際（河野　茂編），医学書院，東京，pp.131-139，2001．

12．治療チーム編成
1) 才藤栄一：リハビリテーション医学・医療総論．日摂食嚥下リハ会誌，5（2）：3-10，2001．
2) 田中賦彦：練馬区歯科医師会としての摂食機能療法への取り組み．日摂食嚥下リハ会誌，10（1）：104，2006．
3) 山口朱見，十時久子，戸原玄：訪問歯科診療における体系的な口腔ケアの取り組み─口腔ケアおよび嚥下訓練効果が示す問題点─．デンタルハイジーン，26（8）：822-826，2006．

13．Transdisciplinary team approach の成功例・失敗例
1) 小島千枝子，北條京子，新居素子，前田広士，藤島一郎：摂食・嚥下訓練の実際．嚥下障害ポケットマニュアル第2版，聖隷三方原病院嚥下チーム，医歯薬出版，東京，pp.59-105，2003．

索引

■ ア

アルジネート印象材　111
アンカー効果　108
味付け　67
安静時唾液　4

■ イ

医療面接　21
依頼内容　22
胃食道逆流　47, 76
一側嚥下　94
咽頭期　43, 73
咽頭残留　44

■ ウ

うなずき嚥下　94

■ エ

栄養状態　25, 97, 102
栄養摂取状況　22
嚥下訓練　61, 79
嚥下造影　48
嚥下体操　82, 86
嚥下内視鏡検査　51
嚥下の意識化　63
嚥下反射　45
嚥下反射促通手技　83, 88

■ カ

カーテン徴候　42
カニューレ　25
カフ　25
かかりつけ医　136
家族　143
改訂水飲みテスト　31
開口　122
開鼻声　42
解剖学的異常　24
咳嗽訓練　83, 91
活動　15
活動係数　102
活動制限　15
間接訓練　81
簡易式　36
環境因子　15

■ キ

キーゼルバッハ部位　57
キーパーソン　151
ギャッジ　90
気管切開　24
奇形　24
器質的口腔ケア　117
気息性嗄声　86

基礎代謝量　102
機能障害　13, 14, 15
機能的口腔ケア　117
義歯　68, 105
急性栄養不良　97
急性灰白髄炎　24
吸痰　127
筋萎縮性側索硬化症　24
筋ジストロフィー　24

■ ク

クワシオルコール　97
くも膜下出血　24
車椅子　63

■ ケ

経管栄養　26
経口摂取　26
経皮的動脈血酸素飽和度　127, 129
頸椎骨棘　24
頸部回旋　94
頸部可動域訓練　73
頸部前屈　94
頸部前屈位　73
頸部聴診法　33, 48
血圧　127
血清アルブミン　99
血清プレアルブミン　99
健康状態　15

■ コ

コップ　65
呼吸　46, 51, 128
個人因子　15
誤嚥　30, 46, 49, 122, 133
誤嚥性肺炎　117, 132, 133
口腔咽喉頭食道病変　24
口腔衛生状態　117
口腔乾燥　121
口腔乾燥症　70
口腔期　4, 41, 72
口腔ケア　63, 67, 117, 142
口腔ケアフローチャート　118
口腔状態の分類　118
口臭　119
口唇　38
口唇・頬の伸展マッサージ　82
口唇閉鎖　80
交互嚥下　71, 75, 94
咬合高径　107, 110
咬合支持　38
咬合面形態　112
高次脳機能障害　125
高齢化　9
高齢化社会　9

高齢化率　3, 9
構音訓練　82, 85
喉頭　107
喉頭挙上　44
喉頭侵入　49
国際障害分類　13
国際生活機能分類　15
骨塩量低下・骨折　105
骨折　105

■ サ

サーカディアンリズム　62
サルコペニア　105
嗄声　57
皿　65
参加　15
参加制約　15

■ シ

死亡率　11
姿勢　63, 74
脂質　102
歯科受療率　6
歯科治療　67
嗜好　36
失調　125
疾患　14
湿性音　49
社会的不利　13, 14, 15
重症筋無力症　24
主観的包括的評価　97
主訴　10
準備期　37, 66
上腕筋周囲　99
上腕三頭筋皮下脂肪厚　99
上腕周囲長　99
食形態　38, 68, 106
　――の調節　94
食事　62, 71
食事介助・支援　61
食事摂取量　127
食道期　47, 76
食欲　36
食器　64
職種　143
褥瘡　105
心身機能・構造　15
神経・筋疾患　125
神経筋接合部・筋疾患　24
深呼吸　90

■ ス

スクイージング　91, 92
スクリーニング表　22
ストレス係数　102

スプーン　64

■ セ

セミファーラー位　122
正常呼吸音　129
声門閉鎖機能　87
咳　46, 93
摂食・嚥下障害　4, 9, 24, 61, 79
摂食・嚥下障害患者の帰結評価　26
摂食・嚥下リハビリテーション　4
舌　39, 41, 44
舌・口腔周囲の可動域訓練　82, 84
舌・口腔周囲の筋力負荷訓練　82, 84
舌接触補助床　107, 112
舌苔　120
舌ブラシ　120
先行期　35, 62
専門的口腔ケア　117
全身管理　124
全身状態　22, 125

■ ソ

咀嚼　40
咀嚼嚥下　39
嗽音　49
総リンパ球数　99
増粘剤　69

■ タ

タンパク質　102
多発性硬化症　24
多発性筋炎　24
食べ合わせ　40
食べ方の調節　94
唾液　39, 70
唾液腺　70
体位　122
体位ドレナージ　91, 92
体温　127
体温調節　137
体重　127
体重減少率　25
代償的嚥下法　93
痰　119
段階的摂食訓練　93

■ チ

チームアプローチ　16, 143
窒息　4
中枢神経障害　24
超高齢社会　3, 9
直接訓練　81, 93

■ テ

デンスポット　111

挺舌　109

■ ト

トランスサイレチン　99
努力性嚥下　93
糖質　102
頭部外傷　24

■ ナ

軟口蓋　42
軟口蓋挙上装置　113

■ ニ

ニューロパチー　24
日常的口腔ケア　117
日内変動　62
日本人の新身体計測基準値　99
尿路感染　134
認知期　35
認知機能低下　105
認知症　125
認知レベル　35

■ ノ

脳炎　24
脳血管障害　10, 24, 125
脳梗塞　24
脳出血　24
能力障害　14, 15
能力低下　13

■ ハ

ハフィング　91, 92
ハリス・ベネディクトの式　36, 102
パーキンソン病　24
パタカラ　84
パラトグラム　111
パルスオキシメータ　129
肺炎　10, 24, 137
排泄　127
排痰法　83, 92
排尿　127
廃用萎縮　71
廃用症候群　125
発声　93
発熱　136
反復唾液嚥下テスト　30

■ ヒ

びまん性嚥下性細気管支炎　133
鼻咽腔閉鎖　41, 42, 85
鼻咽腔閉鎖機能　87
必要栄養量　36
必要水分量　103
必要総エネルギー量　102

一口量　71
貧血　105

■ フ

ファーラー位　122
フードテスト　32
ブローイング　82, 86
不顕性誤嚥　46
服薬　127
副雑音　129
腹式呼吸　83, 91
複数回嚥下　94

■ ヘ

ヘッドレスト　73
変性疾患　24

■ ホ

訪問歯科診療　9
訪問診療用内視鏡ユニット　52

■ マ

マッサージ　66
マラスムス　97
マラスムス性クワシオルコール　97
麻痺　125
枕　73
末梢神経障害　24
末梢神経麻痺　24
慢性栄養不良　97

■ ミ

ミオパチー　24
脈拍数　127

■ メ

迷走神経反射　57
命令嚥下　35
免疫力低下　105

■ モ

問診　21

■ ヨ

要介護度　35

■ リ

リクライニング　72, 93
リクライニング位　71
リベース　112
リライニング　112
リラクセーション　82, 86
輪状咽頭筋　43

索 引

■レ
連携　136

■ロ
老人性筋力低下　105

■欧　文

AC　99
activity　15
activity limitation　15
ADL　11, 22, 29, 105
Alb　99
AMC　99

BEE　102
BMI　25, 38, 99
body function & structure　15
body mass index　25, 99

command swallow　35

direct therapy　81
disability　13, 15

effortful swallow　93
environmental factor　15

food test　32
FT　32

gargling sound　49

handicap　13, 15
hard blowing　86
Harris-Benedict の式　36, 102
health condition　15
high position　53

ICF　15
ICIDH　13
impairment　13, 15
impairments　15
indirect therapy　81
informed consent　12
informed cooperation　12, 22
interdisciplinary team　16
International Classification of Functioning, Disability and Health　15
International Classification of Impairments, Disabilities and Handicaps　13

Japan coma scale　24
Japan Coma Scale　127
JCS　24, 127

K-point 刺激法　83, 88

Leopold　4
low position　53

Mendelsohn 手技　83, 89
modified water swallowing test　31
multidisciplinary　16
MWST　31

OLA-light　84

palatal augmentation prosthesis　107, 112
palatal lift prosthesis　113
PAP　94, 107, 112
participation　15
participation restriction　15
personal factor　15
PLP　94, 113
pushing exercise　82, 86, 87

QOL　11, 105

rapid turnover protein　99
repetitive saliva swallowing test　30
ROM 訓練　73, 83
RSST　30
RTP　99

SGA　97
Shaker exercise　83, 89
silent aspiration　46
soft blowing　86
SpO_2　127, 129
stage Ⅱ transport　39, 41
subjective global assessment　97
supraglottic swallow　94

thermal stimulation　83, 88
think swallow　63, 94
tossing　94
TP　99
transdisciplinary team　16, 141
transdisciplinary team approach　151
TSF　99
TTR　99

VE　51
VF　48
video endoscopic evaluation of swallowing　51
videofluoroscopic examination of swallowing　48

wet sound　49
white out　154

【監修者略歴】

植松　宏
うえまつ　ひろし

1972 年	神奈川歯科大学歯学部卒業
1975 年	東京医科歯科大学歯学部歯科麻酔科助手
1976 年	鶴見大学歯学部口腔外科学講座助手
1979 年	東京医科歯科大学歯学部歯科麻酔学講座講師
1986 年	埼玉県障害者リハビリテーションセンター歯科医長
1998 年	東京医科歯科大学歯学部高齢者歯科学講座教授，日本老年歯科医学会理事
2000 年	東京医科歯科大学大学院医歯学総合研究科口腔老化制御学講座教授（〜 2012 年）

【編著者略歴】

戸原　玄
とはら　はるか

1997 年	東京医科歯科大学歯学部歯学科卒業
1998 年	東京医科歯科大学大学院医歯学総合研究科老化制御学系専攻高齢者歯科学分野大学院（〜2002 年）
1999 年	藤田保健衛生大学医学部リハビリテーション医学講座研究生（〜2000 年）
2001 年	Johns Hopkins University 医学部リハビリテーション科研究生
2003 年	東京医科歯科大学歯学部付属病院高齢者歯科医員
2005 年	東京医科歯科大学歯学部付属病院高齢者歯科助手（現助教） 東京医科歯科大学歯学部付属病院摂食リハビリテーション外来　外来医長
2008 年	日本大学歯学部摂食機能療法学講座准教授
2013 年	東京医科歯科大学大学院医歯学総合研究科高齢者歯科学分野准教授
2020 年	東京医科歯科大学大学院医歯学総合研究科老化制御学講座摂食嚥下リハビリテーション学分野教授

野原　幹司
のはら　かんじ

1997 年	大阪大学歯学部歯学科卒業
2001 年	大阪大学大学院歯学研究科修了
2001 年	大阪大学歯学部附属病院顎口腔機能治療部医員
2002 年	大阪大学歯学部附属病院顎口腔機能治療部助手（現助教）兼医長，現在に至る NPO 法人　摂食介護支援プロジェクト　理事
2015 年	大阪大学大学院歯学研究科顎口腔機能治療学准教授

石田　瞭
いしだ　りょう

1996 年	岡山大学歯学部卒業
1996 年	昭和大学大学院歯学研究科口腔衛生学（〜2000 年）
1998 年	Johns Hopkins University 医学部リハビリテーション科研究生
2000 年	昭和大学歯学部口腔衛生学助手
2003 年	岡山大学医学部・歯学部附属病院特殊歯科総合治療部講師
2008 年	東京歯科大学摂食・嚥下リハビリテーション・地域歯科診療支援科科長
2015 年	東京歯科大学口腔健康科学講座摂食嚥下リハビリテーション研究室教授

訪問歯科診療ではじめる
摂食・嚥下障害へのアプローチ　　ISBN978-4-263-44249-4

2007 年　9 月 10 日　第 1 版第 1 刷発行
2024 年　1 月 20 日　第 1 版第 6 刷発行

　　監　修　植　松　　　宏
　　編　者　戸　原　　　玄
　　　　　　野　原　幹　司
　　　　　　石　田　　　瞭
　　発行者　白　石　泰　夫

　　発行所　医歯薬出版株式会社

〒113-8612　東京都文京区本駒込 1-7-10
TEL. (03)5395-7638(編集)・7630(販売)
FAX. (03)5395-7639(編集)・7633(販売)
https://www.ishiyaku.co.jp/
郵便振替番号　00190-5-13816

乱丁，落丁の際はお取り替えいたします　　　　　印刷・教文堂／製本・明光社

© Ishiyaku Publishers, Inc., 2007. Printed in Japan

本書の複製権・翻訳権・翻案権・上映権・譲渡権・貸与権・公衆送信権（送信可能化権を含む）・口述権は，医歯薬出版(株)が保有します．

本書を無断で複製する行為（コピー，スキャン，デジタルデータ化など）は，「私的使用のための複製」などの著作権法上の限られた例外を除き禁じられています．また私的使用に該当する場合であっても，請負業者等の第三者に依頼し上記の行為を行うことは違法となります．

JCOPY ＜出版者著作権管理機構　委託出版物＞

本書をコピーやスキャン等により複製される場合は，そのつど事前に出版者著作権管理機構（電話 03-5244-5088, FAX 03-5244-5089, e-mail：info@jcopy.or.jp）の許諾を得てください．